CONTRIBUTION A L'ÉTUDE

DES

TROUBLES SALIVAIRES

CHEZ LES ATAXIQUES

PAR

Le Dr JOSEPH CAUQUIL

Ex-Interne des Hôpitaux d'Avignon (Concours, Janvier 1891)

MONTPELLIER

TYPOGRAPHIE ET LITHOGRAPHIE CHARLES BOEHM

ÉDITEUR DU NOUVEAU MONTPELLIER MÉDICAL

1893

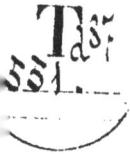

CONTRIBUTION A L'ÉTUDE

DES

TROUBLES SALIVAIRES

CHEZ LES ATAXIQUES

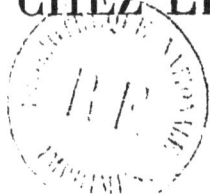

PAR

Le Dr JOSEPH CAUQUIL

Ex-Interne des Hôpitaux d'Avignon (Concours, Janvier 1891)

MONTPELLIER

TYPOGRAPHIE ET LITHOGRAPHIE CHARLES BOEHM

ÉDITEUR DU NOUVEAU MONTPELLIER MÉDICAL

—

1893

A MON PÈRE ET A MA MÈRE

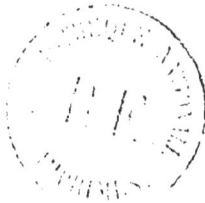

A MON FRÈRE

A MON ONCLE ET A MA TANTE

ET LEUR FAMILLE

J. CAUQUIL.

A MES CHEFS DE SERVICE

A L'HOPITAL SAINTE-MARTHE

MESSIEURS les Drs P. CASSIN, M. CARRE,

Chirurgiens en Chef

ET DOCTEUR TAULIER,

Médecin en Chef, Chevalier de la Légion d'Honneur

J. CAUQUIL.

A MONSIEUR LE PROFESSEUR CARRIEU

Professeur de Clinique Médicale à l'hôpital Suburbain

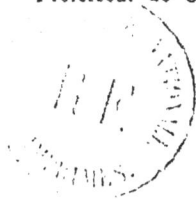

A MONSIEUR LE PROFESSEUR GRANEL

Professeur de Botanique et d'Histoire naturelle médicale

A MESSIEURS LES PROFESSEURS AGRÉGÉS

GILIS, SARDA, ESTOR ET RAUZIER

J. CALQUIL.

MONSIEUR LE PROFESSEUR GRASSET

Professeur de Clinique médicale

MEIS ET AMICIS

J. CAUQUIL.

AVANT-PROPOS

De nombreux et remarquables travaux, depuis le savant mémoire de Duchenne, ont été publiés sur l'ataxie locomotrice progressive. Que de richesses la littérature médicale française ne possède pas sur ce sujet à la fois si vaste et si fertile en de nouvelles recherches ! Nous n'avons pas la prétention, en soumettant à la Faculté ce modeste travail, d'apporter une lumière bien intense à l'étude de l'ataxie. Nous demandons seulement la permission de fournir une humble pierre au monument si considérable élevé par les savants écrivains qui, dans ces dernières années surtout, ont éclairé d'une si vive clarté cette étude jadis si complexe. Notre ami, le Dr Sacaze, chef de clinique médicale, nous a suggéré l'idée de prendre, pour point de départ de notre Thèse, deux observations recueillies par lui dans le service de notre Maître, M. le professeur Grasset. Nous avons accepté avec plaisir cette offre gracieuse d'autant plus volontiers, que pendant notre internat à l'hôpital Sainte-Marthe, à Avignon, il nous avait été donné d'observer deux autres ataxiques ayant manifesté, à une certaine période de leur maladie, des troubles salivaires, surtout de la sialorrhée.

Ce sujet nous a paru d'autant plus intéressant à traiter que, dans nos divers recherches, nous avons constaté que parmi les troubles vaso-moteurs du tabes décrits, la sialorrhée, symptôme relativement assez fréquent, avait été laissée dans l'ombre. Putnam, comme nous le verrons dans l'Historique, en 1882, dans sa Thèse de doctorat, a été un des premiers à interpréter ce symptôme dans l'histoire clinique du tabes. Depuis cette époque, quelques auteurs avaient parlé des troubles salivaires, mais aucun n'en a fait une étude spéciale.

Nous commencerons notre étude par un premier chapitre de l'historique de la question en citant les divers auteurs qui, avant et après l'étude de Pierret et Putnam, ont parlé des troubles vaso-moteurs en général, mais surtout des troubles salivaires.

Dans un deuxième chapitre, nous publions un certain nombre d'observations, parmi lesquelles plusieurs personnelles et inédites. Nous racontons l'histoire de nos malades tout au long, afin de montrer comment et en quoi chacune de nos observations se rapproche ou diffère des autres; de la sorte, nous aurons un tableau clinique qui nous permettra de classer à leur véritable place les troubles salivaires.

Un troisième chapitre sera consacré à la Physiologie normale de la sécrétion de la salive.

Enfin, nous terminerons par la Physiologie pathologique des troubles vaso-moteurs du tabes, en tâchant, d'après les dernières données de la science, de montrer la lésion bulbaire qui correspond à ce trouble sécrétoire, la sialorrhée.

Mais, avant d'entrer en matière, nous tenons à remercier nos Maîtres de Montpellier de la bienveillance qu'ils nous ont toujours témoignée durant le cours de nos études médicales.

Je signalerai tout particulièrement MM. Grasset et Carrieu, professeurs de clinique médicale, ainsi que MM. les professeurs agrégés Gilis, Sarda, Estor et Rauzier, qui nous ont toujours aidé de leurs conseils éclairés.

Que M. le professeur agrégé de Girard veuille bien accepter nos plus vifs remerciements pour avoir bien voulu mettre le laboratoire de l'Hôpital Suburbain à notre disposition et nous avoir dirigé dans nos recherches sur les analyses de salives faites en collaboration.

Que M. le professeur Grasset veuille agréer l'expression de notre profonde gratitude de nous avoir autorisé à publier les deux observations prises dans son service, et pour l'honneur qu'il nous fait en acceptant la présidence de notre Thèse.

CONTRIBUTION A L'ÉTUDE

DES

TROUBLES SALIVAIRES
CHEZ LES ATAXIQUES

―――――――►◄3♦♦►◄―――――――

APERÇU HISTORIQUE.

Etant donné le rapport intime qui existe entre le système nerveux cérébro-spinal et le système du grand sympathique, on était tout d'abord amené à penser que les observateurs s'occupant de la maladie du tabes devaient avoir fait des recherches pour l'explication des phénomènes aussi fréquents que le sont les troubles vaso-moteurs dans cette maladie.

Nous avons constaté que ces troubles n'avaient pas été suffisamment interprétés avant la Thèse de Putnam, en 1882, à laquelle nous ferons de nombreux emprunts. Duchenne [1], après la publication de son savant mémoire, publia quelques observations dans lesquelles il s'agit des phénomènes vaso-moteurs de l'œil. Son explication était la suivante : «Ces troubles dépendent, disait-il, d'un état pathologique de la portion cervicale du sympathique.»

Notre maître à Avignon, M. Marius Carre [2], en 1863, a publié un certain nombre d'observations dans lesquelles il fait remarquer l'existence, dans l'évolution du tabes, de phénomènes nouveaux, tels que diarrhée, vomissements et troubles sudoraux.

[1] Duchenne ; Gazette hebdomadaire, 1864.
[2] Carre Marius ; Nouvelles recherches sur l'ataxie. Paris, 1863.

M. Charcot[1] rapporte des cas de crises viscérales provenant de réfloxes dus aux sympathiques.

Jules Pian[2] a également signalé, dans ses leçons professées à la Faculté de Médecine, en 1879, tom. 1, pag. 327, des troubles divers vaso-moteurs ; plusieurs observations sont rapportées. Tous ces troubles sont nettement caractérisés.

Strauss[3] a fait des études sur les taches ecchymotiques des membres inférieurs chez les tabétiques à la suite de douleurs fulgurantes. Il attribue ces taches à des congestions d'ordre réflexe, ou à l'irritation des filets vaso-moteurs contenus dans les racines spinales postérieures.

Joffroy[4] a parlé de divers troubles trophiques tels que chute spontanée de l'ongle des gros orteils chez un tabétique, avec ecchymose sous-unguéale qu'il attribue à des troubles vaso-moteurs.

Enfin Pierret[5], en 1882, dans ses comptes rendus à l'Académie des Sciences est le premier qui a envisagé la question sous son véritable jour, et lui a donné l'importance qu'elle doit avoir. Putnam, dans sa thèse, nous présente une étude anatomo-clinique sérieuse avec localisation des lésions bulbaires correspondant aux divers troubles vaso-moteurs. Nous ferons à cette étude de nombreux emprunts dans notre chapitre de physiologie pathologique.

Certains auteurs anglais, tels que Ziemssen[6] et Buzzard[7], se sont également occupés de la question et ont rapporté quelques observations sur les crises gastriques et arthropathies.

[1] Charcot ; Leçons sur les maladies du système nerveux, tom. II.

[2] Jules Pian ; Leçons sur les maladies du système nerveux, 1879.

[3] Strauss ; Sur les ecchymoses tabétiques. (Archives de Neurologie, 1881-82.)

[4] Joffroy ; Troubles trophiques (chute de l'ongle des gros orteils). Archives de Physiologie, 1882.

[5] Pierret ; Compte rendu de l'Académie des Sciences, janvier 1882.

[6] Handbuch der speciellen Pathologie und Therapie, XI.— Band, zweite Auflage Tabes dorsalis, pag. 593.

[7] Clinical lectures on diseases of the nervous system. London, 1882.

En Allemagne, Eulenburg [1] et Buch [2] citent des faits de même nature, mais sans en faire une étude approfondie.

Ferret Charles [3] étudie le syndrome bulbo-médullaire de la substance grise latéro-postérieure constitué par thermanesthésie, analgésie, troubles sudoraux et vaso-moteurs.

Lerat [4] étudie les gastrorrhagies et uréthrorrhagies tabétiques, ainsi que les hémorrhagies par l'anus et les hémoptysies survenant à la suite de crises douloureuses constrictives se produisant au niveau des organes qui sont le siège de ces hémorrhagies. «Leur mécanisme, dit-il, doit être vraisemblablement recherché dans un trouble vaso-moteur des vaisseaux de la région.»

Girode [5] en 1889 cite un cas très intéressant de sialorrhée avec concomittance de troubles digestifs.

PREMIÈRE OBSERVATION.

Empruntée au Dr PUTNAM (Thèse de doctorat, décembre 1882).

Péquignot, Pierre-Philibert, né à Frahice (Saône-et-Loire), demeurant à Lyon, manœuvre, âgé de 71 ans, entre, le 16 août 1882, à l'hôpital de la Croix-Rouge, salle Saint-Pothin, n° 38, service de M. le Dr Vinay. L'observation, recueillie avec M. Palosson, interne du service, dit : pas de syphilis ni d'alcoolisme. Le malade n'a pas eu de maladies sérieuses antérieurement à celle qui l'amène à l'hôpital.

Depuis vingt ans environ, douleurs dans les deux jambes; ces douleurs se montrent l'été et l'hiver; elles sont plus vives l'hiver au dire du malade; elles ne sont pas continues, se montrent par élancements et siègent dans les genoux, les jambes et les pieds.

[1] Eulenburg ; Pathologie du sympathique.
[2] Buch ; Archiv. für Psychiatrie und Nervent. Band XI, 1880.
[3] Ferret ; Archives de Neurologie, 1881.
[4] Lerat ; Contribution à l'étude des hémoptysies ou des hémorrhagies par l'anus. Thèse de doctorat, Paris.
[5] Girode ; Troubles digestifs dans le tabes-sialorrhis (France médicale, 1889).

Depuis plusieurs années, le malade ne marche qu'avec beaucoup de peine et d'une manière hésitante. Il jette les jambes de côté, au moment où il veut les avancer. Il a de la peine à se tenir debout, les jambes rapprochées; quand il ferme les yeux, il titube d'une manière très prononcée.

Il ne sent pas le sol ferme, il lui semble parfois qu'il marche sur quelque chose de mou. Quand le malade est au lit, il a continuellement de petits mouvements involontaires des pieds.

La sensibilité est altérée aux deux pieds et aux jambes.

L'anesthésie est évidente, mais peu prononcée; le malade ne sent pas le frottement léger de la tête d'une épingle, mais il perçoit la moindre piqûre. Dans la partie inférieure des jambes et dans les pieds, il y a un retard très prononcé de la sensibilité, le retard égale au moins deux secondes. De plus, le malade se trompe souvent de plusieurs centimètresquand on lui demande de toucher le point qui a été piqué.

Pas de troubles du mouvement ni de la sensibilité dans les membres supérieurs.

Jamais de troubles oculaires.

Le malade présente sur la face des taches rouges irrégulièrement arrondies de 2 à 3 centim. de diamètre. Ces taches siègent principalement sur le bord droit de la mâchoire inférieure, sur le bord interne de l'orbite du côté droit et sur la face gauche du nez. Ces taches existent depuis dix ou quinze ans; elles sont plus ou moins vives suivant les périodes, mais elles n'ont jamais disparu complètement; elles n'ont jamais été le siège d'aucun suintement, d'aucune desquamation épidermique, d'aucune cuisson, d'aucune démangeaison; leurs bords sont assez nets.

Depuis la même époque, plaque rouge de 5 centim. de diamètre, au-dessus du poignet droit; cette plaque ne présente aucune desquamation. Rougeur et desquamation de la paume de la main droite. Le malade est souvent obligé par sa profession de tremper les mains dans des bains de benzine, et, bien que sa main gauche y soit plus souvent plongée que la droite, elle ne présente aucune altération.

La malade présente aussi, à la face interne des articulations métatarso-phalangiennes des premiers orteils, des productions cornées avec une petite ulcération suintante à leur centre. Ces durillons, qui existent depuis plusieurs années, sont parfois le siège de douleurs très vives.

Il est à noter que le malade ne porte presque jamais que des sabots et des chaussons.

Depuis cinq ou six ans, diarrhée tous les cinq ou six jours ; le malade a remarqué que ces diarrhées succèdent aux jours où les crises sont les plus douloureuses. Selles séreuses abondantes.

Depuis trois ou quatre ans, le malade a eu, à des intervalles variables (environ dix fois en tout), *des écoulements de liquide clair analogue à de la salive*, se faisant par la bouche, sans toux et sans effort de vomissements.

Le malade dit qu'il n'a qu'à ouvrir la bouche, et « l'eau en coule comme d'une fontaine ». Il a signalé ce phénomène sans qu'on le lui ait demandé. L'écoulement salivaire dure en moyenne un quart d'heure et est égal à 200 ou 300 gram.

Depuis cinq ou six mois, le malade tousse et crache ; la percussion de la poitrine montre une exagération de la sonorité surtout en avant, ainsi qu'une diminution de la matité précordiale. A l'auscultation, on constate de la diminution du murmure vésiculaire, de l'expiration prolongée et des râles sonores dans la moitié inférieure des deux poumons en avant et en arrière.

Le cœur ne présente rien d'anormal.

Le 1er septembre à 9 heures du matin, le malade a dit qu'il a eu six ou sept selles diarrhéiques dans la matinée ; la veille, les douleurs fulgurantes aux jambes avaient été plus intenses que d'habitude.

10. Hier, douleurs fulgurantes très violentes ; ce matin, dix selles diarrhéiques avant la visite. On fait au malade une injection de 0gr,1 de pilocarpine ; on constate qu'il transpire sur tout le tronc et sur les membres supérieurs et inférieurs. La transpiration est moins forte sur les membres inférieurs que dans les membres supérieurs, mais elle est encore très prononcée.

11. Le malade prétend qu'il lui arrive assez fréquemment, depuis son entrée à l'hôpital, de perdre ses urines sans s'en apercevoir. Il constate seulement le fait en voyant sa chemise mouillée.

Pas d'albumine dans les urines.

OBSERVATION II.

Empruntée au Dr Putnam (Thèse de doctorat, décembre 1882).

Hôtel-Dieu de Lyon, salle Saint-Jean, n° 134, service de M. R. Tripier.

Mme Marguerite Martin, âgée de 46 ans, entre au service le 18 mars 1882.

Antécédents. — Mère morte à 69 ans, père vivant ; douze frères, six morts ; les autres sont en bonne santé. Menstruation régulière ; ménopause, il y a deux ans. Pas d'antécédents pathologiques jusqu'à l'âge de 36 ans.

A ce moment, elle se mit à vomir, sans cause connue ; ces vomissements survenaient indifféremment le matin ou le soir, s'accompagnaient de douleurs épigastriques vives, quelquefois persistaient pendant huit ou dix jours et cessaient ensuite pendant un certain temps. Le liquide vomi était clair et abondant. Elle a vomi depuis cette époque, n'ayant au maximum que quinze ou vingt jours de repos. Elle a été traitée pour une gastrite à la salle Sainte-Marie, il y a dix-huit mois. Pas d'amélioration.

Il y a deux ou trois mois qu'elle a commencé à éprouver de la gêne dans la marche ; elle dit que souvent, le matin, elle vacille sur ses jambes comme une personne ivre ; en montant un escalier, elle a beaucoup de peine à éviter que l'un de ses pieds n'embarrasse pas l'autre. Elle éprouvait des douleurs lancinantes, dans les membres inférieurs surtout, s'accompagnant de fourmillements. Elle est venue parce qu'elle vomit et parce qu'elle ne peut pas marcher ; ses jambes sont raides.

État actuel. — Langue normale ; appétit un peu diminué ; *salivation très abondante* ; il y a une huitaine de jours que les vomissements ne sont pas revenus ; douleurs épigastriques et douleurs en ceinture ; membres inférieurs ne présentent pas de résistance ; pas de trépidation plantaire ou rotulienne ; pas de réflexe tendineux. La malade exécute au lit tous les mouvements qu'on lui demande.

Sensibilité plutôt exagérée ; sensation subjective de froid et des fourmillements dans les membres vifs. Si on fait marcher la malade,

elle vacille, et on voit que ses pieds ne se posent pas d'une façon ordou-
née ; elle ne peut pas se tenir debout les pieds joints, les yeux fermés.

Rien à l'auscultation du cœur ; rien aux poumons.

Pas de sucre ni d'albumine dans ses urines.

OBSERVATION III.

Empruntée au Dr Puisan (Thèse de doctorat, décembre 1882).

Mme X..., 44 ans, mariée à 22 ans, a contracté la syphilis au début
de son mariage. Elle fait remonter le début de sa maladie à une quin-
zaine d'années ; mais, pendant les premières années, elle n'éprouva
que des douleurs fulgurantes de loin en loin dans les membres inférieurs. Il y a sept ans qu'elle a commencé à ressentir quelques troubles de la motilité qui ont toujours augmenté graduellement d'intensité pendant quatre ans, pour devenir à peu près stationnaires depuis
cette époque. Toujours est-il que, depuis trois ans que nous suivons
la malade, nous la voyons avec une ataxie très prononcée des membres
inférieurs, l'obligeant pour marcher à se servir d'une canne ou du
secours de quelqu'un. Il lui est absolument impossible de marcher
dans l'obscurité. Le réflexe rotulien est aboli. Il existe une diminution
de la sensibilité des membres inférieurs.

Les membres supérieurs ne sont pas indemnes ; la sensibilité est
altérée et la malade ne peut pas saisir les petits objets, surtout de la
main droite. Il y a trois ans, lors de notre premier examen, la malade
avait une diarrhée persistante depuis un an, qui a disparu dans l'es-
pace d'un mois sous l'influence des antidiarrhéiques et surtout d'un
régime *ad hoc*. La malade éprouvait aussi, à cette époque, des démangeaisons vulvaires excessivement pénibles qui ont persisté pendant
plusieurs mois.

Depuis quatre ans, elle n'a pas eu ses règles.

Depuis huit mois, les démangeaisons n'ont pas reparu. Les douleurs
fulgurantes, il y a trois ans, n'apparaissent que de loin en loin et
faiblement ; elle se plaint surtout d'une douleur assez persistante
dans la région lombaire. La malade a eu, à plusieurs reprises, *une
salivatic ibondante* la nuit, surtout quand il y avait exacerbation
dans ses douleurs.

OBSERVATION IV.

Empruntée au Dʳ Putnam (Thèse de doctorat, décembre 1882).

Mᵐᵉ X..., 38 ans, examinée en septembre 1882, nous dit avoir la syphilis, il y a dix-huit ans (à l'âge de 20 ans).

Elle présente une ataxie locomotrice des membres inférieurs très caractérisée depuis cinq mois, mais dont les premiers troubles remontent à cinq ans. La malade ne peut guère marcher avec une canne et il lui faut encore l'aide de quelqu'un. Elle lance ses jambes en les écartant et en les fixant fortement dans l'extension.

Abolition du réflexe rotulien. La vue est indispensable pour la marche.

Les troubles de la sensibilité sont très prononcés, ils consistent dans une diminution de la sensibilité au niveau des membres inférieurs et dans des douleurs fulgurantes revenant fréquemment et parfois avec beaucoup d'intensité. Ce sont ces douleurs qui ont marqué le début de la maladie, il y a cinq ans. Il y a trois ans, elle a commencé à avoir fréquemment de la diarrhée ; puis celle-ci est devenue permanente et assez abondante. Elle disparaît quelquefois sous l'influence d'un traitement rationnel pour reparaître bientôt.

Enfin la diarrhée existait encore quand sont apparus les premiers troubles de la motilité qui, depuis un an, existent à peu près au même degré. La malade nous dit aussi qu'en dormant *elle mouille souvent son oreiller au voisinage de sa bouche. Mais, lorsqu'elle est éveillé, il n'existe ni salivation, ni vomissements*, ni aucun trouble de même nature.

Menstruation régulière, mais peu abondante.

OBSERVATION V.

Empruntée au Dʳ Putnam (Thèse de doctorat, décembre 1882).

Le nommé Luc, Henri, âgé de 26 ans, serrurier, entre, le 20 janvier 1873, à la Charité, salle Saint-Jean-de-Dieu, nº 26, service de M. Bouchard.

En 1871, après la guerre, douleurs comme des coups de lance, qui partaient de l'épigastre et du cœur, s'irradiaient dans les épaules, les reins et les aines. Le malade fut pris pour la première fois de vomissements aqueux, et cela à trois reprises différentes, de quinze en quinze jours.

Pendant ces accès, les douleurs épigastriques s'exagéraient, et après quarante-huit heures tout cessait comme par enchantement.

Il resta pendant trois mois dans le service de M. G Sée, où il était soigné pour un ulcère de l'estomac; chaque semaine, nouveaux vomissements, précédés de douleurs fulgurantes.

État actuel. — Le 23 juin 1874. Cet homme est d'une taille ordinaire, bien musclé, d'un embonpoint normal.

Ce qui tout d'abord attire l'attention, ce sont les phénomènes du côté de l'estomac; vomissements revenant à des intervalles de trois semaines environ et durant douze, vingt-quatre ou trente-six heures. Toujours aqueux au début et sur la fin de l'accès, souvent noirâtres. Les vomissements sont accompagnés de douleurs de reins, de douleurs fulgurantes dans le tronc et dans les jambes. La crise cesse tout à coup et l'appétit est excellent. Constipation.

8 juillet. A la visite du matin, le malade éprouve beaucoup de malaise, de céphalalgie.

A chaque instant *il crache de la salive mélangée à un liquide filant et incolore.* Face rouge et grippée par moments.

8. La crise a commencé hier à 10 heures du matin. Du lait ingéré deux heures auparavant fut d'abord expulsé et bientôt suivi d'un liquide très clair de la valeur de deux crachoirs.

Les douleurs de la veille avaient augmenté; les vomissements, très pénibles, étaient incessants. Enfin, à 2 heures de l'après-midi, début des vomissements bilieux et noirâtres.

La crise ne s'arrête qu'à 10 heures du soir.

OBSERVATION VI.

Empruntée au Dr Putnam (Thèse de doctorat, décembre 1882).

Cotta Adélaïde, née à Saint-Clément (Ardèche), demeurant à Lyon, ménagère, âgée de 59 ans, entrée à l'Hôtel-Dieu, le 7 mai 1882, dans le service de M. R. Tripier.

Antécédents : Pas de maladies graves antérieures, pas de grossesses,

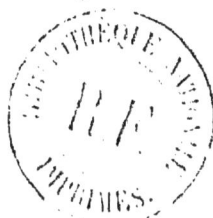

2

pas de fausses couches, ménopause à l'âge de 51 ans ; pas de syphilis, pas de rhumatisme, pas d'alcoolisme. Elle avait eu la gale à l'âge de 24 ans ; éruption avec démangeaisons sur les mains, les avant-bras et le tronc. A 32 ans, la malade a eu le genou gauche fléchi pendant trois jours ; elle a dû garder la chambre.

Il y a six ans environ que la malade a remarqué que sa vue diminuait ; elle commençait à batailler pour enfiler une aiguille.

Depuis quatre mois seulement, diminution notable de la vue ; la malade ne peut plus lire ; elle verrait moins de l'œil gauche ; elle distingue mal les objets ; elle voit des ombres.

Depuis deux mois environ, elle ne voit plus à se conduire.

Il y a quatre ans que la malade a commencé à éprouver des faiblesses du côté des jambes ; c'est ce qui a tout d'abord attiré son attention ; c'était surtout un défaut d'équilibre.

Depuis trois ans, elle éprouve des douleurs lancinantes au niveau des pieds ; elle a également des fourmillements.

Depuis deux ans, la malade a été obligée de renoncer à son travail.

Pas d'ataxie des membres supérieurs ; pas de troubles de la sensibilité ; elle porte bien son doigt sur son nez ; elle saisit bien des petits objets.

Signes constatés à son entrée : conservation de la force musculaire. Les jambes étant dans l'extension ne peuvent être fléchies même en déployant une grande force.

La sensibilité est émoussée. La malade ne sent pas le frottement de la tête d'une épingle et parfois le frottement de la pointe au niveau des orteils, ainsi qu'au niveau du dos des pieds.

Les piqûres sont perçues, mais les réflexes sont retardés ; pas de trépidation musculaire ; abolition du réflexe rotulien.

Si l'on fait marcher la malade, on remarque qu'elle chancelle en marchant et qu'elle n'est pas solide sur ses jambes ; elle fait de petits pas, marchant un peu sur le bord externe du pied droit, mais ne présentant pas d'ataxie véritable. Les pieds étant rapprochés, si on invite la malade à fermer les yeux, elle ne peut se tenir debout et tomberait infailliblement si l'on ne venait de suite à son aide.

Douleurs lancinantes vives au niveau des pieds ; sensation de fourmillements le long des mollets. Sensation marquée de froid, remontant jusqu'aux genoux.

Rien du côté des sphincters. La miction s'effectue normalement ;

cependant il y a, depuis le commencement de sa maladie, un renvoi de glaires qui se fait une ou deux fois par mois, et la malade attire l'attention sur ce point.

Face. — La malade sent bien qu'elle a la bouche tordue; elle ne s'en est aperçue que depuis un mois ; elle affirme que jamais elle n'a eu d'attaque. Quand elle mange, elle porte sa cuiller à gauche. Les aliments séjournent dans le sillon jugo-alvéolaire droit. La face est déviée à gauche ; la commissure gauche est relevée en haut du même côté. Le sillon naso-labial droit est moins marqué que du côté gauche. La malade trouve également que la paupière droite est lourde, raide; il lui semble qu'elle a un rideau devant cet œil.

La vue est considérablement affaiblie ; elle ne peut pas voir l'heure qu'il est à une montre. Diminution de l'ouïe. Hyperesthésie faciale. Sensation d'énervement. Langue déviée à droite.

Rien à signaler du côté des membres supérieurs.

Cœur. — Tous les symptômes d'une insuffisance aortique.

24 mai. La malade se plaint beaucoup de douleurs fulgurantes. Elle a la diarrhée.

15 juin. Toujours hyperesthésie de la face, surtout vers le front. Diarrhée assez fréquente.

30 juillet Elle dit souffrir moins. La diarrhée s'est un peu améliorée.

23 août. La malade a *rendu hier soir une quantité abondante de salive épaisse.* Elle nous dit que cette fois la quantité a été supérieure à celle qu'elle rendait avant.

10 septembre. La malade a donné *hier une quantité très abondante de salive* (un crachoir et demi). S'étant éveillée à 8 heures du soir, elle trouvait son oreiller trempé dans la salive, et elle a craché jusqu'à 3 heures du matin. Aujourd'hui, elle se sent mieux; les douleurs ont diminué.

31. La semaine passée, la malade a eu deux fois une *sialorrhée abondante.*

12 octobre. *Sialorrhée.* La malade continue dans le service.

OBSERVATION VII.

Empruntée au Dr Putnam (Thèse de doctorat, décembre 1882).

Charlotte Lotsch (de Schwetzingen) a commencé d'éprouver dans sa dix-huitième année une faiblesse permanente dans l'extrémité inférieure gauche, puis dans la droite. Cette faiblesse augmenta progressivement, et bientôt la malade se trouva dans l'impossibilité de vaquer aux occupations de son ménage. Au reste, pas de douleurs dans les extrémités affectées. A l'âge de 24 ans, à la suite d'une couche, aggravation notable ; impossibilité de marcher sans un appui étranger.

Deux ans plus tard, sentiment de faiblesse dans les extrémités supérieures, paraissant avoir débuté simultanément des deux côtés. En même temps, la parole commença à être gênée. Tous les symptômes s'aggravèrent progressivement.

La malade entra à l'hôpital le 20 juillet 1858, treize ans environ après le début des accidents ; elle était alors âgée de 31 ans.

Elle était grêle de taille, bien nourrie d'ailleurs, et le développement des muscles en particulier ne laissait rien à désirer. Elle ne pouvait marcher, et il lui était même impossible de se tenir debout sans s'appuyer, à l'aide des mains, sur un soutien solide. Dans le décubitus dorsal elle exécutait les divers mouvements des extrémités inférieures d'une manière assez rapide et complète, mais toujours au prix d'assez grands efforts. Elle pouvait imprimer avec facilité tous les mouvements simples aux extrémités supérieures, aux mains, et il fallait une force assez grande pour surmonter la résistance des muscles contractés. La motilité paraissait, par contre, profondément troublée du moment que la malade essayait d'accomplir des mouvements combinés, de saisir un objet qu'on lui présentait, d'enfiler une aiguille, etc. Elle n'y réussissait qu'après une série de mouvements irréguliers, de détours, d'essais infructueux.

La parole était un peu lourde et balbutiante, pas assez toutefois pour qu'elle ne pût être comprise ; langue non déviée, exécutant d'ailleurs avec facilité ses divers mouvements simples, agitée cependant d'un léger tremblement lorsque la malade cherchait à la tenir immobile après l'avoir tirée. Pas de déviation de la luette, du voile du palais, ni de la colonne vertébrale; état normal de la sensibilité cutanée, de la distinction des températures et des divers degrés de pression, de même que la sensibilité musculaire. Tous les muscles se contractent énergiquement et complètement sous l'influence de la faradisation portée directement sur leur corps ou appliquée aux nerfs qui les animent.

Sauf un peu de constipation, toutes les autres fonctions s'exécutaient à l'état normal.

La malade resta dans cet état pendant plus d'un an ; les symptômes décrits ne s'aggravaient pas d'une manière bien sensible.

Le 24 août 1859, après que la malade eut éprouvé pendant plusieurs jours une exagération singulière de la soif, on vit apparaître un diabète insipide qui s'aggrava rapidement au bout de quelques jours et arriva à son maximum dans les premiers jours de novembre. La malade absorbait alors plus de 13 litres de boisson et évacuait plus de 12 litres 1/2 d'urines d'une densité de 1003. 8 seulement.

Pas d'exagération de l'appétit ; la polyurie s'accompagne seulement d'une accélération du pouls (environ 100 pulsations par minute), de bouffées de chaleur, de fluxions revenant dans la soirée, et çà et là d'éruptions érythémateuses fugaces au cou, au thorax, à la face, enfin de furoncles. Le 8 septembre, la malade éprouva subitement une faiblesse plus grande dans les extrémités du côté droit, une sensation d'engourdissement de ces parties, phénomènes qui se dissipèrent d'ailleurs au bout de quelques jours. La polyurie ne fut pas modifiée par les divers moyens employés.

État stationnaire jusqu'au 8 décembre 1859. Ce jour, l'hydrurie disparut subitement, la soif diminua, et des sécrétions aqueuses s'établirent par divers organes. A la disparition de la polyurie succédèrent immédiatement des sueurs et une *sialorrhée abondante*.

La *salivation* ne dura que peu de jours, mais les sueurs ne cessèrent de fatiguer la malade jour et nuit que dans les derniers jours du mois d'avril 1860. La malade, sujette précédemment à une constipation opiniâtre, eut en outre, à partir du mois de janvier 1860, des selles aqueuses fréquentes et copieuses alternant jusqu'à un certain point avec les sueurs.

De même, des vomissements fréquents indiquèrent une sécrétion aqueuse, normale à la face interne de la muqueuse stomacale, les divers troubles des sécrétions ne disparurent qu'à la fin du mois d'avril 1860.

Ces accidents furent accompagnés et suivis d'une aggravation progressive des troubles de la motilité. Le 1er juin 1860, les extrémités étaient beaucoup plus faibles ; la difficulté des divers mouvements et surtout des mouvements combinés avait beaucoup augmenté. Lorsque la malade essayait de saisir un objet, des mouvements associés, irréguliers, gênants agitaient le tronc et les extrémités. Elle ne pouvait rester assise librement et était obligée de s'accroupir. Parole bien plus gênée, difficile à comprendre. Depuis quelque temps déjà, la malade éprouvait, notamment dans l'attitude verticale, des palpitations très pénibles, des moments de dyspnée et d'oppression. La palpitation surtout se reproduisait avec une grande intensité, accompagnée de pâleur de la face, de refroidissement des extrémités, d'un collapsus manifeste. Rien d'anormal à l'examen objectif du cœur et des poumons. Selles régulières depuis la cessation du diabète.

Janvier 1861. Aggravation lente mais manifeste des accidents.

La malade est tourmentée surtout par des vertiges longtemps prolongés, des palpitations accompagnées d'une anxiété excessive.

La parole est beaucoup plus embarrassée. Depuis quelques mois, il arrive parfois, lorsque la malade veut parler, que la langue reste complètement immobile et la parole absolument supprimée pendant quelques instants.

Août. Palpitations moins violentes et moins fréquentes depuis six mois ; moins de vertiges. Il n'y a plus d'accès de paralysie complète de la parole. Tous les symptômes paraissent être restés à peu près stationnaires. Les muscles, y compris la sensibilité cutanée, sont toujours dans une intégrité parfaite. La contractilité électro-musculaire est bien conservée. Pas de paralysie de la vessie ni du rectum ; pas de troubles de la nutrition des muscles. Les diverses fonctions organiques se font toujours très bien.

Juin 1862. Depuis un an pas de changements notables.

Il n'y a plus eu d'accès de palpitation, de paralysie complète de la parole, de vertiges excessifs. La malade éprouve cependant presque continuellement une sensation vertigineuse légère qui l'incommode d'ailleurs fort peu. Les troubles de la motilité persistent à peu près au même degré ; seulement les mouvements volontaires des extrémités inférieures sont devenus depuis quelques mois plus lents et plus incomplets. Le courant électrique provoque plus difficilement qu'autrefois, et seulement lorsqu'on lui donne une grande intensité, des contractions dans les muscles des extrémités inférieures, notamment dans ceux des jambes, qui sont probablement envahis par un commencement de substitution graisseuse. Les fléchisseurs des pieds paraissent surtout en être atteints. Les pieds sont dans une extension permanente et le mouvement de flexion ne s'opère qu'incomplètement.

Les orteils aussi sont fléchis depuis quelque temps. La contractilité électro-musculaire n'est d'ailleurs pas affaiblie aux extrémités supérieures. La sensibilité électro-musculaire est affaiblie aux extrémités inférieures. Les fonctions sensitives de la peau ne sont nullement altérées. Depuis quelques mois, la partie dorsale de la colonne vertébrale s'est légèrement déviée à droite. Toutes les autres fonctions sont parfaitement conservées.

Cette même année (1862), la malade quitte la Clinique pour aller chez ses parents. Mais ceux-ci étant morts en 1867, elle est reçue, vu son état d'indigence, à l'hospice de Schwtzeingen, d'où elle revient à la Clinique d'Eidelberg au mois de janvier 1876.

Charlotte L... raconte que, pendant son séjour de huit ans à l'hospice de Schwtzeingen, elle ne pouvait ni marcher ni se tenir debout, et qu'elle était obligée de rester constamment ou au lit ou dans un fauteuil. Dans les dernières années, les mouvements spontanés étaient devenus impossibles aux membres inférieurs, dans lesquels se produisaient aussi, dans le gauche surtout, de fréquents accès douloureux ; souvent des crampes venaient s'ajouter aux douleurs. Depuis une année à peu près, la miction s'opérait difficilement, et ce n'est que par des efforts prolongés qu'elle arrivait à évacuer l'urine goutte par goutte.

Très souvent elle était en proie à une sueur générale ou se trouvait tourmentée par des palpitations.

Depuis une année, les règles n'ont plus reparu. L'état général s'est maintenu bon, le sommeil est régulier, à la condition de n'être pas troublé par les crises de douleurs et de crampes dans les jambes.

État actuel de la malade à son entrée à la Clinique (commencement de janvier 1876). -- La malade est dans ses 49 ans et dans la trente et unième année de sa maladie.

Troubles de la parole, des mouvements et de la sensibilité plus marqués qu'au moment où elle a quitté la Clinique.

1er mars. Pendant les trois premières semaines du nouveau séjour de la malade à la Clinique, il s'est produit un phénomène très remarquable : c'est l'accélération du pouls, qui n'était jamais inférieur à 120 pulsations par minute et qui arrivait quelquefois même à 156. En même temps, température normale, quelquefois même inférieure à la normale (36°,2). Après cette période, le pouls revient dans peu de jours à 72-88 pulsations, où il s'est maintenu jusqu'à ce jour. Je n'ai pu guère trouver d'explication pour cette augmentation du nombre des pulsations, de même qu'aucun rapport avec les douleurs.

Plusieurs fois apparurent des sueurs généralisées même aux membres paralysés, et cela sans influence extérieure. L'appétit est conservé, les selles sont souvent diarrhéiques, quelquefois vertiges passagers. Le sommeil, généralement bon, est souvent interrompu par les douleurs dans les membres inférieurs. Une eschare légère au sacrum, que la malade avait à son entrée à la Clinique, s'est guérie rapidement, sous l'influence d'un traitement approprié.

Pendant les deux dernières années de séjour de la malade dans la Clinique d'Eidelberg, la situation de Charlotte L... reste stationnaire : des douleurs violentes se présentèrent de temps en temps dans les membres inférieurs, plus souvent coliques très vives accompagnées de diarrhée, quelquefois vertiges.

Un soir, treize jours avant sa mort, elle fut prise de fièvre; il se développa une bronchite légère avec fréquents accès dyspnéiques d'une grande violence. Elle succomba dans l'un de ces accès.

De ces dernières observations, empruntées à Putnam, il ressort clairement que, parmi les troubles vaso-moteurs du tabes, il existe principalement des troubles sécrétoires tels que gastrorrhée, diarrhée, sudations normales et sialorrhée. Ces troubles sont parfaitement caractérisés, et de nombreuses observations viennent à l'appui.

La sialorrhée tabétique se rencontre assez fréquemment, puisque Putnam l'a trouvée six fois sur 26 observations publiées. Ce symptôme se présenterait surtout pendant la période d'état de la maladie et ne serait pas d'un grand intérêt pour établir le diagnostic du tabes.

La sialorrhée tabétique se présenterait d'une manière irrégulière, soit par accès éloignés, soit d'une manière continue ; elle serait précédée ou non par d'autres troubles vaso-moteurs ou par des crises douloureuses.

Dans ces quelques observations, nous remarquons surtout les caractères suivants : c'est que la sialorrhée est un symptôme qui peut être concomitant avec d'autres troubles sécrétoires, mais qui peut apparaître isolément et être absolument indépendant.

Les malades qui ont présenté cette salivation exagérée n'avaient pas suivi le traitement mercuriel ou autre capable de la produire. Putnam est très affirmatif sur ce point. En outre, ces malades n'avaient pas été soumis à l'intoxication saturnine et n'étaient pas des aliénés.

Cette sialorrhée, étant donnés ces divers caractères, était bien d'origine bulbaire et de nature tabétique.

Nous allons voir si, dans les observations recueillies dans les divers services où nous avons passé, nous retrouvons ce symptôme aussi nettement caractérisé.

OBSERVATION VIII.

Empruntée au Dr SACAZE, chef de Clinique médicale.

Henri G..., âgé de 64 ans, ancien militaire, admis à l'hôpital dans le courant du mois de décembre 1892.

Au point de vue de l'hérédité, pas de détail important à inscrire ; il a simplement un frère jouissant d'une santé assez frêle, mais encore en vie.

Antécédents personnels : A 20 ans, lors de son entrée au régiment, notre malade est atteint de dysenterie. A 23 ans, il contracte un chancre qui disparaît assez vite, sans être suivi de manifestations secondaires ni tertiaires ; il paraît n'avoir attaché aucune importance à cet accident.

Pour ne pas quitter la voie génitale, signalons aussi des écoulements blennorrhagiques qui se sont répétés à plusieurs reprises.

En 1871, il se plaint d'une cystite de même nature très probablement que les uréthrites.

Il y a huit ans, son caractère semble éprouver un certain changement, il devient brusque, vif. A la même époque, se montrent des douleurs rhumatismales dans les articulations tibio-tarsiennes et dans les genoux ; cet homme les attribue à l'humidité de son bureau. Cet état nerveux, que nous venons de mentionner, ne disparaît plus dans la suite.

Quelque temps après, vers la fin de l'année 1884, il est envoyé en Algérie, où il reste deux ans.

En 1887, il va au Tonkin, où il séjourne trois ans.

Pendant cette période, il a à supporter non seulement des maladies (accès de fièvre, choléra, diarrhée), mais encore des préoccupations très grandes, causées par les difficultés inhérentes à sa situation militaire. La santé, depuis, a été fort ébranlée.

Il affirme n'avoir jamais commis des excès alcooliques ou génésiques d'une manière immodérée.

Histoire de la maladie actuelle.— Durant les derniers mois de 1886, et au début de 1887, de la diplopie commence à se manifester, tandis qu'il est sur mer, se dirigeant vers le Tonkin. Cette diplopie persiste un an.

En juillet 1887, éclatent des douleurs très vives dans le côté gauche du visage, autour de l'œil, dans l'oreille, au niveau de la mâchoire supérieure. Disons que ces accidents, depuis lors, ont continué à se manifester par crises journellement, et même plusieurs fois dans la même journée. Afin de les faire disparaître, notre homme essaya l'extraction des trois grosses molaires supérieures gauches.

Au mois d'octobre de la même année, les douleurs apparaissent dans les jambes (mollets et genoux), où elles ont continué à se localiser jusqu'à maintenant.

Dès 1888, la marche est très difficile, si bien que, pour visiter les hôpitaux au Tonkin, il est obligé d'avoir recours à une voiture.

Progressivement, d'autres troubles fonctionnels viennent compléter le tableau. Ce sont des crises de gastralgie, un certain affaiblissement de la vue, qui devient surtout évident lorsque le jour commence à baisser ; le malade ne distingue bientôt plus les objets.

Ce sont encore des mictions involontaires avec besoin pressant, ou bien très lentes : un amaigrissement considérable de tout le corps.

La mastication elle-même devient difficile, impossible.

État actuel. — Les désordres du côté de la motilité sont poussés à un haut degré.

D'abord l'innervation est tellement grande que la marche est complètement impossible. Il suffit de commander quelques mouvements dans le lit pour s'assurer de cette incoordination. Le but proposé est atteint avec peine, et après plusieurs oscillations tout autour. En outre, si on ferme les yeux, la notion des distances à parcourir n'existe plus quand on prescrit un petit déplacement, on voit au contraire la jambe accomplir un grand mouvement.

On peut imprimer diverses positions à ses membres, les mettre par exemple l'un sur l'autre, sans que cet homme arrive à s'en rendre compte.

Les membres inférieurs présentent aussi de l'incoordination, mais ici elle est plus légère. Les actes un peu délicats, tels que l'écriture, l'alimentation n'en restent pas moins impossibles.

La tête présente des troubles semblables. A certains moments, et d'une façon involontaire, on voit se produire de petites contractions dans divers muscles de la face. Il y a de la lenteur et un peu de bredouillement dans la parole ; les mouvements qui y persistent semblent s'accomplir irrégulièrement ; les lèvres spécialement prennent un aspect pleurard.

La langue, tirée en dehors à cause des contractions incessantes dont elle est le siège, offre rapidement une série de changements : d'abord une moitié paraît à un moment plus petite que l'autre ; puis la pointe se porte tantôt à droite et tantôt à gauche, cet organe encore s'élargit, se creuse en son milieu, s'allonge, etc.

La mastication est fortement gênée, en raison aussi de l'incoordination musculaire. Les aliments que la langue ramène entre les arcades dentaires ne sont pas saisis par les molaires à l'instant nécessaire ; ils se placent alors dans le vestibule buccal, ou bien sont rejetés au dehors, les lèvres se trouvant écartées au lieu d'être rapprochées pour empêcher cette sortie.

Il est peut-être exagéré de mettre ces troubles uniquement sur le compte de l'incoordination, puisque, comme nous le dirons bientôt, il y a des altérations de la sensibilité qui sont susceptibles d'y contribuer dans une certaine part ; mais ce manque de synergie musculaire nous paraît, en tout cas, jouer un grand rôle.

La mastication étant ainsi très difficile, l'alimentation n'a lieu qu'avec des substances liquides, ou coupées en petits fragments, et ces substances, une fois mises sur la langue, sont dégluties sans peine.

A propos de la motilité, il convient encore de signaler des phénomènes qu'on a l'occasion de voir très rarement et qui donnent par là même un grand intérêt à cette observation. Ce sont d'abord des mouvements brusques dans les jambes, se produisant sans cause connue, d'une manière involontaire, et de temps en temps ; ils possèdent une grande amplitude, une certaine force et parfois causent des ennuis au malade.

Lorsque le premier jour nous l'avons découvert, afin de l'examiner, il s'est empressé de nous dire de nous tenir à une certaine distance, pour éviter des coups de pied qu'il pourrait nous donner malgré lui. Et à ce sujet, il nous a raconté que quelque temps auparavant il avait ainsi frappé en pleine poitrine une religieuse.

Ces accidents spasmodiques n'offrent aucune concordance avec les douleurs fulgurantes, qui éclatent encore assez fréquemment.

Bien que jusqu'à présent nous n'ayons pas pu constater par nous-même de tels mouvements, grâce à ces détails si précis, nous ne mettons nullement leur existence en doute.

Cet homme est persuadé aussi qu'ils sont cause que parfois il trouve ses pieds pendants hors du lit. Les membres supérieurs paraissent privés de ces troubles. Il n'en est pas de même pour la tête, où nous avons mentionné les contractions lentes, involontaires qui se produisent par moments dans certains groupes musculaires : on voit l'occlusion des lèvres s'accentuer, la commissure être portée en haut et à gauche, les paupières se fermer, etc.

Enfin, il y a un autre fait qui mérite, à notre avis, d'être rattaché à ce même ordre de phénomènes, c'est le suivant : le malade à diverses reprises se surprend tout d'un coup en train de se mordre la langue ou la lèvre inférieure, et son attention n'est attirée de ce côté-là que par la douleur que cet acte spontané, involontaire a réveillée.

S'il est évident que la force est très diminuée d'une manière géné-

rale, nulle part néanmoins on ne trouve de la paralysie véritable. La
diplopie du début n'existe plus maintenant ; les mouvements sont
conservés dans tous les membres. Le dynamomètre indique 8 pour
la main gauche et 10 pour la main droite.

Malgré cette absence de paralysie complète, le patient se plaint
d'une certaine raideur musculaire au niveau de quelques jointures.
L'épaule et le coude gauches lui paraissent moins mobiles, moins
souples. En examinant ces régions, on note un léger degré de rétraction musculaire qui empêche le redressement parfait du membre.
Pareille remarque peut être faite pour la jambe gauche ; les tendons
fléchisseurs constituent, au-dessous du genou, un relief très marqué
quand on cherche à obtenir l'extension complète.

Cette rétraction n'existe que dans le côté gauche. Peut-être faut-il
en rapprocher, comme formant des phénomènes connexes, les mouvements involontaires, indiqués plus haut, et qui, d'après le malade,
se produiraient à gauche ? Les réflexes rotuliens restent cependant
abolis.

Les altérations de la sensibilité sont nombreuses. Nous allons les
mentionner rapidement.

Sur la partie gauche du visage, au niveau de la joue et du maxillaire inférieur il existe un retard léger pour la perception du contact,
considérable pour celle de la douleur. Dans la bouche il y a aussi des
portions de muqueuse où le malade sent à peine les aliments, ou même
ne les sent pas. Ce sont surtout les lèvres, la muqueuse des joues et
de la voûte palatine qui semblent le plus en cause. Quant à la langue,
elle a conservé sa sensibilité au contact, à peu près normale; mais elle
ne perçoit la saveur, du moins dans sa partie antérieure, qu'après un
certain temps. Nous avons constaté cela en nous servant de sel, de
poivre et de sucre.

La perception du froid et de la chaleur a lieu sans retard. Le réflexe
pharyngien semble également ne se produire qu'à la suite d'une excitation un peu prolongée.

Sur la peau de la face palmaire de la main et des doigts le contact
provoque une sensation assez obscure ; la douleur n'y est perçue
qu'avec un retard notable ; enfin le froid y suscite une sensation très
vive, de telle sorte qu'un objet légèrement frais apparaît glacé au
patient. Ces troubles ne semblent pas exister du côté des avant-bras.

Pour les membres inférieurs, la sensibilité au contact est diminuée jusqu'au genou ; cette diminution atteint son plus haut degré à la face plantaire des pieds. Là aussi les piqûres ne sont perçues qu'après un grand retard, et celui-ci devient moindre à mesure qu'on remonte le long de la jambe.

Le froid et la chaleur n'offrent rien d'anormal.

Sur la partie droite du thorax, vers les septième et huitième espaces intercostaux, il est une petite zone large environ comme la paume de la main où le malade éprouve une sensation spéciale qu'il compare à celle que produirait la pression d'une pelote herniaire.

La pression des testicules n'est nullement douloureuse.

Le réflexe crémastérien ne se produit plus ; on peut en dire autant, du réflexe plantaire, et des autres réflexes tendineux ou musculaires qui normalement existent sur plusieurs points du corps.

Les douleurs fulgurantes, soit dans les jambes, soit dans les bras, soit surtout du côté gauche du visage, continuent à se montrer chaque jour, et même plusieurs fois par jour. Afin de diminuer l'état de souffrance qu'elles entraînent, on est obligé de pratiquer quotidiennement deux ou trois injections de morphine. Par intervalle, il s'y joint des crises de gastralgie, de cystalgie. Mais, comme accidents de ce genre, ce malade nous signale avec insistance divers phénomènes survenant sous forme d'accès et ayant pour siège principal le pharynx et le larynx.

Voici la description qu'il en fait : d'abord, il survient une vive douleur qui part de la région temporale gauche, descend jusqu'aux alvéoles du maxillaire supérieur de ce côté, où elle est analogue à celle qu'occasionnerait l'extraction d'une dent. A ce moment, il éprouve une très grande sécheresse dans la bouche ; il compare cette sensation à celle donnée par certains biscuits très secs qu'on veut avaler incomplètement humectés de salive. En même temps, il y a une certaine constriction au pharynx et une très grande gêne pour respirer ; la voix est rauque, pénible.

Lors des accès, à cause de cette gêne dans la respiration, le malade se précipite à la fenêtre, pousse des cris affreux.

Afin de hâter leur terminaison il essaye d'avaler un peu d'eau ; mais cette manœuvre ne paraît jouir d'aucune action certaine ; le plus souvent elle ne réussit pas ; néanmoins il continue à y avoir recours, probablement par suite de la sécheresse qu'il ressent dans la bouche.

Disons en outre que cette sécheresse est fictive ; la muqueuse ne cesse pas d'être humectée par la salive, comme l'indique notre patient.

Ces crises sont maintenant moins fréquentes, moins vives et plus courtes ; elles ne durent guère plus d'une minute, tandis qu'autrefois elles persistaient plusieurs minutes.

Elles s'accompagnent d'un état de brisement considérable, de sueur au front et d'une certaine raideur dans les membres. Leur début remonte à deux ou trois ans.

Du côté des yeux, notons que la pupille ne paraît éprouver aucune variation sous l'influence soit de la lumière, soit de l'accommodation ; son diamètre, large de 2 millim. environ, reste constamment le même. La vue a subi un affaiblissement très appréciable ; dès que le jour commence à baisser, la lecture devient impossible même avec des lunettes.

Pour l'ouïe et l'odorat, le malade ne signale maintenant aucun phénomène important.

Le goût ne présente à mentionner que le retard dans certaines sensations, qui d'ailleurs ne paraît exister qu'à la partie antérieure de la langue.

Les fonctions intellectuelles sont assez bien conservées. Son caractère reste impressionnable ; il s'irrite facilement à la moindre contrariété. Le sommeil est non seulement très court, mais encore troublé par des cauchemars, qui lui représentent des cimetières ou scènes du Tonkin. Cette absence de sommeil ne dépend pas uniquement des douleurs qui surviennent parfois ; elle tient aussi et surtout à son état nerveux particulier.

Il convient peut-être de noter, comme troubles sécrétoires, *un peu de sialorrhée.* Cette sialorrhée est constatée depuis un mois et demi, et elle serait survenue après avoir pris du sirop de Boutigny. Nous avons constaté fréquemment ce trouble ; mais il était loin de se montrer d'une manière continuelle ; il était plutôt intermittent. La salive est alors sécrétée en grande abondance, et, par suite de la difficulté que cet homme éprouve à l'avaler, elle s'écoule hors de la bouche, mouillant d'une manière très grande son oreiller.

Tantôt nous l'avons vue coïncider avec des douleurs dans les maxillaires et tantôt en être indépendante. Elle incommodait beaucoup le malade. Comme caractères, nous ne pouvons dire qu'elle était très

filante. Il a été impossible de bien apprécier la quantité en raison de
la parésie des lèvres et de la gêne que le malade montrait dans ses
mouvements généraux. La digestion ne nous a pas semblé gênée par
cette expulsion de salive.

OBSERVATION IX.

Prise dans le service de M. GRASSET, par le Dr SACAZE, Salle Bichat, n° 4.

T..., Marie, 31 ans, ménagère, née en Suisse, habitant Bône
(Algérie), admise à l'hôpital le 2 novembre 1892.

Père mort phtisique à 49 ans ; onze enfants dans seize ans.

Trois sœurs et deux frères morts phtisiques.

Grand-père maternel mort d'un cancer de l'estomac.

Menstruation pénible à l'âge de 12 ans.

Vie aventureuse à partir de 19 ans ; néanmoins elle affirme n'avoir
jamais rien remarqué qui pût faire penser à une syphilis. Nombreux
excès génésiques.

Il y a trois ans, influenza qui l'a tenue malade pendant trois mois.

Il y a un an, elle a commencé à éprouver des douleurs vives comme
des coups d'épingle, d'abord dans la jambe droite, puis dans la jambe
gauche. En suite elle s'est aperçue que ses jambes fléchissaient, qu'elle
trébuchait facilement ; il s'y est joint bientôt des étourdissements.

Il y a un mois, vomissements après chaque repas, mais sans douleurs.

La malade signale des douleurs de reins.

Il y a trois mois que la malade est obligée de prendre des points
d'appui solides pour marcher. Depuis la même époque, elle éprouve
à la gorge une espèce de cuisson qui provoque une toux opiniâtre et
quelquefois de la constriction. Sommeil brusquement interrompu par
des soubresauts.

Il y a deux ans, fracture ouverte du pouce droit et consécutivement
œdème violacé de tout le membre, qui entraîne un séjour de trois mois
au lit (hôpital de Tunis). Il y avait un mois qu'elle était ainsi couchée
lorsqu'elle s'aperçut qu'elle perdait l'urine pendant la nuit et qu'elle
éprouvait des sensations voluptueuses. Ces phénomènes se montrèrent
quelques jours après une menstruation.

Après ce séjour, elle se rétablit à peu près complètement, les jambes conservant une certaine faiblesse.

Depuis quelques jours à peine douleurs dans les bras.

Il y a un mois qu'elle perd les jambes dans le lit.

Etat actuel. — Sommeil souvent interrompu par des soubresauts ; vertiges. Douleur légère au-dessus de l'arcade orbitaire droite. Les paupières sont tombantes, et ce n'est qu'avec peine qu'elle ouvre les yeux; elle est obligée de s'aider avec les frontaux. Vue troublée à certains instants par des brouillards. Sécrétion lacrymale un peu plus abondante avec quelques picotements. Réflexe pharyngien aboli. Comme trouble de la sensibilité, plaques d'hyperesthésie dans le dos et au niveau des jambes. Retard dans la perception du contact de la douleur, de la chaleur et de l'électricité; mais ces sensations, une fois perçues, persistent pendant assez longtemps.

La malade perd ses jambes dans son lit; si on les lui croise, elle ne se rend pas compte de leur position. Réflexes rotuliens abolis. Dans la marche, elle ne sent nullement le sol; progression impossible pendant la nuit. Les dents tombent depuis six mois, par morceaux, sans souffrance. Les cheveux se raréfient depuis quinze ou vingt jours.

La malade distingue bien les couleurs. Elle peut écrire son nom, pas aussi régulièrement toutefois qu'auparavant.

Les membres supérieurs paraissent présenter une certaine incoordination. Aucun trouble de la sensibilité dans les membres supérieurs si ce n'est quelques douleurs à l'épaule gauche. Le dynamomètre mis dans la main montre une diminution considérable des forces (17 D. 15. G.).

Les membres inférieurs présentent quelques mouvements involontaires au repos, se rapprochant à cause de leur lenteur, de l'athétose ; ces mouvements se montrent dans les pieds qui se relèvent, s'abaissent, etc. [1]. Depuis longtemps aussi, la malade a vu, le matin, en se réveillant, ou même à d'autres moments, ses jambes pendre en dehors du lit, bien qu'elle eût eu antérieurement la précaution de les mettre très exactement à côté l'une de l'autre; les mouvements qui ont amené ce déplacement se sont produits à son insu.

---

[1] Ces mouvements, involontaires au repos, ont été magistralement décrits par par M. Grasset dans le Montpellier médical, 1893, sous le titre « Ataxie du tonus ».

3

Quand on veut examiner les réflexes rotuliens, il arrive parfois de trouver une certaine raideur dans les membres.

A l'occasion de la marche, jambes laissées en désordre de chaque côté, et retombant sur le sol avec bruit dû surtout au talon. La malade ne regarde pas ses pieds; d'ailleurs si, au niveau du menton, est disposé un large carton de manière à intercepter la vue, la marche ne change nullement de caractère; l'incoordination ne devient pas plus grande. Il n'en est pas de même si on ferme les yeux; cette femme, à partir de ce moment, piétine sur place, perd son équilibre, et tomberait si un puissant appui n'était là pour la soutenir; les yeux une fois ouverts, il faut un petit moment afin que l'équilibre soit de nouveau rétabli.

Le sol n'est nullement senti.

L'électricité ne permet de découvrir aucun trouble important.

D'abord, avec les courants continus, les muscles et les nerfs réagissent comme à l'état normal. Avec les courants interrompus, on provoque des contractions musculaires; mais, tandis que les contractions ont lieu dès l'application des électrodes, le courant n'est senti que quelque temps après, quelques secondes après, 5″ à 6″. La contraction ne persiste pas; sitôt le courant interrompu, les muscles reviennent à l'état normal. La sensation électrique est d'autant plus vite perçue que les courants sont plus forts. Elle persiste, comme la chaleur, un certain temps après l'interruption du courant.

Du côté des voies digestives, diminution de l'appétit; avant de manger, il lui semble qu'elle prendra beaucoup d'aliments; mais, dès qu'elle a commencé, elle est vite rassasiée; d'ailleurs, même le peu qu'elle prend entraîne des pesanteurs d'estomac, et parfois des vomissements. Néanmoins, jamais, jusqu'à présent, aucune crise de gastralgie. Il n'y a pas de constipation.

Menstruation supprimée depuis trois mois; pertes blanches en petite quantité. Malgré sa vie aventureuse, jamais de grossesse, ni de fausses couches.

Nous avons essayé le sens du goût avec sucre et sel; la malade fait parfaitement la distinction.

Aucun phénomène psychique ou autre qui permette de penser à la paralysie générale.

10 novembre. Hier dans l'après-midi, douleurs fulgurantes en ceinture et dans le bras droit.

12. Pendant la nuit, quelques douleurs en ceinture, au niveau du thorax.

Depuis trois jours, plusieurs fois par jour quelques crampes d'estomac (creux épigastrique); en même temps, nausées et sueurs au visage; peu après, picotements remontant en arrière du sternum jusqu'à la gorge, et, à ce moment, toux opiniâtre accompagnée de constriction, mais pas d'expectoration. Cette toux dure un quart d'heure; la malade prend des boissons pour la faire cesser; il y a une petite pause; elle recommence ensuite.

16. Ce matin, à 9 heures, elle commence à éprouver des douleurs dans le ventre, sous forme de coliques; puis, douleurs en ceinture au niveau des flancs; crampes d'estomac assez vives suivies de nausées et de vomissements. Cette crise a duré près de trois à quatre heures, et s'est terminée par de la constriction au niveau du larynx.

17. Ce matin, au pouls 110.

19. Digestion pénible s'accompagnant de douleurs assez vives. Celles-ci sont à peu près continuelles; la palpation au creux épigastrique est pénible. Constamment, sensation de boule froide au niveau du sternum, mais quelquefois remontant jusqu'au larynx. Douleurs dans les épaules.

20. Douleurs très vives dans le genou et l'articulation tibio-tarsienne droite. Douleurs suivant le bras gauche et s'arrêtant au niveau de l'éminence thénar.

On institue le traitement antisyphilitique. Le 5 décembre, après des crises laryngées, et pour la première fois, elle nous signale au-dessus de la ceinture, dans la partie supérieure du corps, des sueurs assez abondantes. Le pouls est à 110. La malade est suffoquée.

6. La malade se sent mieux, mais la céphalalgie persiste; le pouls est à 124. On donne l'acétaniline.

7. Pendant la nuit, vomissements, diarrhée; pouls à 120. On proscrit le régime lacté.

10 décembre. La malade se sent mieux, la marche revient.

Pendant le mois de janvier, affection catarrhale; la voix est rauque. Angine, douleurs de tête et toux. (Depuis deux mois, on faisait des injections de liquide testiculaire, qu'on est obligé de cesser à cause de cet état catarrhal.)

Vers le 15 février, la malade se plaint de ne pas dormir du tout. On donne deux cachets de chloralose de 20 centigram. chacun. — Le sommeil revient.

19 février. Elle se plaint lorsqu'elle veut uriner, et dès que l'urine commence à couler, de ressentir une douleur dans le ventre qui se généralise dans tout le corps et surtout dans les membres et les cinq doigts. La miction finie, cette douleur disparaît.

Pendant le mois de mars, on essaye pendant trois semaines des injections hypodermiques de glycérine.

Vers la fin avril, la malade est prise d'une douleur dans l'épaule droite ; puis le coude et les articulations des doigts sont envahis. On fait des frictions au baume laudanisé.

3 mai. La malade, ressentant un peu d'amélioration, est envoyée à Lamalou, elle y passe un mois. Elle a pris de nombreux bains. Elle revient le 1er juin ; elle marche seule, tout en conservant encore une certaine incoordination dans les mouvements. L'amélioration est évidente.

Ce n'est que le 10 juin, vers les 8 heures du soir, après un repas ordinaire, qu'elle est prise de nausées déterminant bientôt une *salivation abondante. Le lendemain, cette salivation persiste ; c'est un liquide trouble avec une légère odeur sui generis. La malade se plaint de cette salive qu'elle ne peut garder dans la bouche à cause de son abondance, et qui persiste pendant quatre à cinq jours.*

La digestion ne paraît pourtant pas troublée.

Quelques jours après, vers le 30 juin, malaises d'estomac, digestion difficile, envies de vomir et diarrhée.

Ces troubles durent quelques jours, puis disparaissent.

Le 10 juillet, la salivation reparaît ; cette sialorrhée est survenue brusquement sans troubles prémonitoires ; la salive qui s'écoule est assez limpide, a une odeur plus repoussante que la première fois. Cette odeur rappelle la lavure d'intestin.

Le 11 juillet, cette sialorrhée persiste ; la malade en quelques heures a rendu une assez grande quantité de salive que je mesure exactement, et que je trouve être égale à 280 cm³. C'est cette salive recueillie dont je donne l'analyse faite au laboratoire.

On fait une piqûre d'atropine, une seringue de Pravaz d'une solution 1/100 :

Et quelques heures après, l'effet de ce remède se faisait sentir. La sécrétion salivaire était diminuée, la malade ressentant une grande sécheresse de la bouche et de l'arrière-gorge.

Léger enrouement.

OBSERVATION X.

Prise dans le service du Dr SARDA.

Léon Avinensi, 61 ans, rentré à l'hôpital la première fois en janvier 1891.

Antécédents. — A 23 ans, chancre induré, traité par le crayon de nitrate d'argent. Pas d'autre traitement.

Buvait en moyenne deux litres de vin par jour.

Six mois après, on lui fit prendre pilules de Dupuytren, iodure, bains sulfureux. Ce traitement dura pendant deux mois et demi.

Marié à 29 ans. Deux enfants, fille morte à 6 mois (fluxion de poitrine) et garçon bien portant.

A 39 ans, nouveaux accidents, gommes suppurées au cou et à l'aine. — Pilules, iodure et bains sulfureux. — Bourdonnements d'oreilles, vue double. Diplopie apparaissant et disparaissant, pour reparaître assez souvent. Bourdonnements vifs dans une oreille ou dans l'autre. Fourmillements dans les doigts. Les dents se déchaussent et tombent. — *Salivation.* A ce moment, le malade prend de l'iodure, 6 cuillerées par jour (lavements). *Cette salivation dure trois jours; pas d'autres troubles digestifs.* Jusqu'à 54 ans rien ne survient encore ; à ce moment-là, le malade se fatigue beaucoup.

A 54 ans, mal perforant, deux plaies à chaque pied. — Traitement spécifique nul ; eau au sublimé 1/1000 comme traitement local antiseptique.

Apparition de douleurs fulgurantes partant du talon, à intervalles de deux à trois mois ; un an après seulement, faiblesse dans les jambes. Le malade ne peut marcher sans le secours d'une canne. C'est alors qu'il se décide à rentrer à l'hôpital. Bientôt après, on peut constater que les pupilles sont souvent contractées, dilatées si le malade regarde un objet éloigné, resserrées s'il regarde un objet rapproché ; elles restent en même temps insensibles à l'action de la lumière (Argyl Robertson).

A cette époque, abolition des réflexes rotuliens. Les troubles de la sensibilité sont très prononcés dans les membres inférieurs, surtout au mollet ; la sensation est très retardée, et les douleurs fulgurantes reviennent fréquemment et avec intensité.

Une diarrhée d'une durée de trois à quatre jours fait toujours suite aux douleurs.

Iodure, et pilules mercurielles données par M. Sarda. Suspension. Un peu d'amélioration.

Sorti de l'hôpital, il y a six mois, il est rentré de nouveau, le mois de juin dernier, complètement paralysé des membres inférieurs.

Nous devons faire remarquer qu'au moment où la sialorrhée s'est produite, le malade prenait de grandes quantités d'iodure qui pourraient bien être la cause de cette salivation. Nous nous empressons d'ajouter que ce n'est pas notre manière de voir, à cause des caractères bien nets de cette sialorrhée. Le malade, à qui nous avons demandé des renseignements très précis, nous a parfaitement confirmé la manière brusque dont ce symptôme se serait produit. Il était forcé de se tenir assis dans son lit, ayant à sa portée une cuvette dans laquelle s'écoulait la salive. Cette salive, en se desséchant, laissait sur les vêtements une tache grisâtre et donnait au linge un aspect empesé. Ce malade, comme la femme du n° 2, salle Bichat, prétend que cette hypersécrétion s'accompagnait d'une impression sapide, désagréable, difficile à définir. En outre, au moment où la sialorrhée s'est produite, il n'a pas senti d'autres troubles digestifs ni avant ni après la salivation.

OBSERVATION XI.

Prise à l'hôpital Sainte-Marthe, d'Avignon.

J. M..., boulanger, célibataire, âgé de 43 ans, est entré à l'hôpital Sainte-Marthe, au mois de janvier 1892, pour douleurs rhumatismales.

Le père est mort d'apoplexie cérébrale à 60 ans. La mère vit encore, paralysée des membres inférieurs. Deux frères et une sœur, morts en bas-âge. N'avait jamais été malade dans son enfance. A vingt ans, blennorrhagie. Prétend avoir eu un chancre mou, n'aurait pas eu les accidents secondaires de la syphilis que nous lui décrivons. Il se plaint de douleurs dans les articulations du genou.

Il ne reste que peu de jours à l'hôpital, et sort pour des raisons personnelles.

Il revient cinq ou six mois plus tard, et nous constatons de la difficulté dans la marche. Ses mouvements sont embarrassés, sans précision. Il doit bientôt recourir à une canne pour soutenir ses pas. Il prétend avoir ressenti à la plante des pieds des sensations douloureuses comme si on lui enfonçait des pointes d'aiguilles.

Nous constatons l'abolition des réflexes tendineux aux genoux. Les pupilles sont contractées, se dilatent si le malade regarde un objet éloigné, et se resserrent s'il regarde un objet rapproché, mais restent insensibles à l'action de la lumière. Le signe d'Argyl Robertson est donc bien net.

Du côté de la sensibilité, les sensations de toucher et de chatouillement sont diminuées. Cryesthésie. Troubles génitaux se manifestant par de la spermatorrhée et de l'impuissance, ce qui frappe beaucoup le moral de notre malade. Il prétend avoir quelquefois des accès de toux déterminant des vomissements. Il se plaint d'avoir de la diarrhée avec douleur épigastrique passagère. Quelques jours après, crises douloureuses dans les jambes, ayant encore déterminé un flux diarrhéique.

Notre malade quitte l'hôpital ; nous le retrouvons en février 1893 ; son état s'était rapidement aggravé. Amyotrophie des muscles de la jambe. Troubles vésicaux se manifestant par de la dysurie. Il prétend avoir depuis quelque temps des sueurs localisées aux pieds.

Deux jours avant notre rencontre, il se serait réveillé un matin *salivant beaucoup*. Il attribue à cette exagération de salive les troubles gastriques douloureux qu'il ressent.

Vomissements glaireux. Quelques jours après, ces symptômes s'étaient amendés.

Le malade est soumis aux injections hypodermiques de liqui'e testiculaire.

En juin, on constate une légère amélioration.

OBSERVATION XII.

Prise à l'hôpital Sainte-Marthe, d'Avignon.

Jean M..., 46 ans, cordonnier, est entré le 15 février 1892, à l'hôpital Sainte-Marthe.

Pas d'antécédents nerveux héréditaires.

A 10 ans, fièvre typhoïde grave, ayant déterminé pendant quelque temps un affaiblissement des membres inférieurs.

Soldat à 20 ans, il commence à faire abus de liqueurs fortes, qu'il supporte difficilement, et qui déterminent un peu de gastrite.

A 25 ans, syphilis avec accidents spécifiques successifs qui ont duré six mois. Peu ou presque pas de traitement mercuriel.

En 1875, première phase des douleurs lancinantes dans les membres inférieurs ; pincements, piqûres, élancements. Un an après, les douleurs des membres inférieurs prennent nettement le caractère fulgurant du tabes. Incoordination motrice tout à fait gênante. Troubles auditifs caractérisés par des bourdonnements dans l'oreille droite.

L'année d'après, le tabes est bien caractérisé. Extension exagérée du pied droit avec incurvation du bord interne et déviation de la pointe du pied vers l'axe médian du corps.

Traitement antisyphilitique qui atténue légèrement ces troubles. Quand il entre à l'hôpital, notre malade se trouve à la période paralytique et atrophique, sans troubles du côté de l'appareil oculaire.

Accidents digestifs complexes. La sialorrhée et le phénomène initial ; celle-ci apparaît brusquement la nuit et dure de trois à quatre jours pour laisser la place à une crise gastro-intestinale violente avec gastrorrhée et entérorrhée.

Ces crises commencent par une courte période de nausées ; puis surviennent les symptômes gastriques avec vomissements muco-glaireux, parfois bilieux.

Les matières vomies sont considérables. Intolérance gastrique absolue. Douleurs très intenses, brûlure à l'épigastre et le long de l'œsophage. Anorexie. Soif ardente que le malade n'ose satisfaire.

Quelques jours après, symptômes intestinaux. Entérorrhée, brûlure ano-rectale, ventre ballonné.

Ces troubles ont duré environ un mois. Pas de troubles vésicaux apparents.

Cette observation nous a paru d'autant plus intéressante qu'on peut la rapprocher de l'observation de Girode[1]. On voit que la sialorrhée se présente avec un groupement de signes morbides du côté des viscères de l'appareil digestif. Il y a comme un développement symétrique et régulier des troubles viscéraux. C'est la première fois que nous observons ce symptôme associé d'une façon aussi intime avec d'autres troubles digestifs. Nous ferons observer que la sialorrhée a apparu tout d'abord avant que les autres perturbations gastriques se soient manifestées. Cette antécédence montre assez nettement dans ce cas, comme dans les autres, que cette hypersécrétion ne peut en aucune façon s'expliquer par un réflexe salivaire rattachable à la souffrance de l'estomac. Comme pour les autres troubles gastro-intestinaux, il faut donc en chercher la cause dans une modification directe du centre salivaire, dans l'axe bulbo-spinal.

[1] Girode : Tabes dorsalis à troubles digestifs complexes. (France médicale, 19 février 1889.)

RÉFLEXIONS.

La sialorrhée tabétique est donc un symptôme nettement caractérisé qui se présente pendant la période d'état de la maladie,
mais qui peut se présenter au début ou même alors que la maladie est encore mal caractérisée. La sialorrhée, comme tous les
autres troubles morbides vaso-moteurs atteignant les organes
pourvus de glandes, aurait pour caractère de n'être pas liée à
une altération appréciable de l'organe, dont la fonction seulement
est troublée. En effet, cette hypersécrétion glandulaire se présente d'une manière irrégulière, soit par accès éloignés, soit
d'une manière continue. Tous les malades observés sont unanimes
à reconnaître :

1° Que ce trouble apparaît brusquement, souvent pendant le
sommeil; ils sont surpris, en se réveillant, de se trouver mouillés
par la salive qui s'est écoulée en abondance de leur bouche.

2° Ce symptôme est intermittent et passager ; il dure peu de
temps, pour disparaître complètement ; parfois, pour revenir
quelque temps après, et toujours sans laisser la moindre trace
d'irritation de la muqueuse buccale. Les deux malades cités dans
les observations XI et XII, que nous avons interrogés d'une façon
complète, nous ont dit l'un et l'autre que cette salivation durait
environ deux à trois jours et était plus abondante le premier jour ;
le deuxième jour, elle aurait été un peu moins forte, pour disparaître complètement le troisième jour. La malade de l'observation IX, à qui on fit une piqûre d'atropine le deuxième jour où
la salivation avait réapparu, nous disait quelques instants avant
l'injection, que la salivation persistait quoiqu'elle fût moins abondante que la veille. Elle comptait être débarrassée de ce symptôme

gênant le lendemain seulement (qui était le 3ᵉ jour), lorsque, grâce à la piqûre faite, la salivation disparut pour laisser la place à un état de sécheresse de la bouche et du pharynx.

3° La quantité de salive produite est assez grande ; les malades remplissent en quelques heures leur crachoir. On recueille facilement en vingt-quatre heures de 500 à 600 gram. de liquide ; les malades se servent habituellement de cette expression : *la salive coule comme d'une fontaine.*

4° Cette salive, qui dans les observations ɪ et ᴠ semblait mélangée à un liquide filant et incolore, a présenté, dans l'Obs. ɪx, une odeur repoussante qui gênait même la malade. « Je n'osais pas, me disait-elle, avaler cette salive qui sentait mauvais, et qui, à la bouche, était d'un goût encore plus repoussant» La malade ajoute que cet état avait déterminé chez elle de l'anorexie.

La mastication n'augmente pas cette hypersécrétion. La déglutition serait un peu gênée.

5° La digestion ne paraîtrait pas être sensiblement troublée, pourtant la malade de la salle Bichat prétend que, le 12 juillet, qui est le premier jour où la sialorrhée s'est manifestée, elle a eu comme une indigestion due à cette quantité anormale de salive. «Quand j'eus mangé, dit-elle, je sentis comme un poids glacé sur l'estomac».

6° Enfin, nous répéterons que cette sialorrhée est un symptôme parfois concomitant avec d'autres troubles sécrétoires ou vaso-moteurs (gastrorrhée, diarrhée, vomissements, troubles sudoraux, polyurie, troubles trophiques) ; «la *plupart du temps il en est indépendant* et survient sans cause apparente, alors que les autres phénomènes d'ataxie s'étaient amendés ».

La femme de la salle Bichat, il est vrai, prétend avoir eu des nausées qui ont entraîné la salivation ; mais c'est la seule présentant ce trouble prémonitoire, les autres malades observés étant très affirmatifs sur ce point.

7° On ne peut pas confondre cette sialorrhée tabétique avec la salivation mercurielle, puisque cette dernière est habituellement accompagnée de gingivite plus ou moins marquée, et qu'elle ne revêt pas ces caractères d'apparition brusque et intermittente que nous avons signalés. En outre, cette sialorrhée a été observée chez des malades qui n'avaient jamais suivi un traitement anti-syphilitique.

Il est possible qu'une lésion de la protubérance, ou bien de l'écorce grise du cerveau, puisse produire de la sialorrhée; mais, dans ces cas, il y a d'autres symptômes qui ne permettent pas de confondre. La sialorrhée, dans le cas de lésion cérébrale, est bien moins abondante; elle persiste beaucoup plus longtemps et dépend surtout, en grande partie, de ce que le malade n'avale pas sa salive, ce qui peut faire croire à une hypersécrétion qui n'existe pas toujours; enfin, la diarrhée d'origine cérébrale n'a pas l'irré-gularité et la marche qu'elle a dans le tabes.

8° *Qualité de la salive.* — La sialorrhée constatée, nettement reconnue, interprétée cliniquement, mise à sa place comme un des symptômes des troubles vaso-moteurs du tabes, il nous a paru intéressant de voir si, conformément aux assertions de Putnam, elle n'est pas due à une altération du groupe des glandes salivaires, et si, seule, la fonction est troublée.

Pour cela, grâce à la bienveillance de M. de Girard, qui a mis le laboratoire à notre disposition et qui nous a aidé dans nos recherches, nous avons fait l'analyse de la salive de la femme du n° 2, salle Bichat.

Avant d'indiquer le résultat de notre analyse, nous avons jugé utile de faire un tableau comparatif de la salive des diverses glandes.

1° SALIVE PAROTIDIENNE.

La salive parotidienne est un liquide incolore, limpide, ino-dore, très mobile, non filant. Réaction alcaline. Pas de mucine.

Densité très faible, 1006 à 1008. Contient 5 à 6 % d'éléments
solides en dissolution. Chauffée à l'ébullition, elle devient louche,
et laisse se déposer un léger précipité floconneux d'albumine
coagulée, qui entraîne un peu de carbonate de chaux. Chauffée
à l'acide acétique, elle abandonne un nouveau précipité de matières albuminoïdes. Elle renferme des sulfocyanates et de la ptyaline en plus grande quantité que la salive maxillaire.

2° Salive sous-maxillaire.

Due à l'excitation de la corde du tympan. Cette salive est un
liquide clair, peu filant, fortement alcalin.

Densité 1003 à 1005. Contient de 12 à 14 % d'éléments solides. Au contact de l'air, cette salive dégage peu à peu de
l'acide carbonique libre, dont la quantité augmente notablement
sous l'influence des acides, en même temps qu'elle se couvre
d'une mince pellicule blanche due à un mélange de cristaux, de
carbonate de chaux, et de granulations de nature organique.
Cette salive contient de la mucine, qui se précipite par l'acide
acétique, et des matières albuminoïdes. Traitée par la chaleur,
cette salive donne un coagulant qui apparaît plus nettement par
l'addition à froid d'acide nitrique ; ce coagulant disparaît dans
un excès de réactif et sous l'influence de la chaleur. Pas de sulfocyanate ni de ptyaline, ou, dans tous les cas, très peu. D'après
Heydenheim, la proportion de matériaux fixes et de mucine augmente dans la salive sous-maxillaire, à mesure que l'on augmente l'excitation de la corde du tympan.

3° Salive sous-maxillaire sympathique.

Cette salive est très épaisse, visqueuse, blanchâtre, riche en
éléments morphologiques constitués principalement par des corpuscules gélatineux. Réaction alcaline. Renferme beaucoup de
mucine qu'on sépare par l'acide acétique.

Ne se différencie de la précédente que par une moins grande quantité dans la proportion des sels fixes.

4° SALIVE SOUS-MAXILLAIRE MIXTE.

Cette salive se présente sous l'aspect d'un liquide incolore, transparent, épais, filant, à réaction alcaline, qui se trouble au contact de l'air, et laisse déposer du carbonate de chaux.

Grande quantité de mucine, nombreux éléments morphologiques. Elle renferme quelques traces de matières albuminoïdes. Elle transforme faiblement l'amidon en sucre et contient très peu de sulfocyanate.

5° SALIVE SUBLINGUALE.

N'a jamais été obtenue à l'état de pureté. Elle s'écoule par le canal de Bartholin en gouttelettes isolées, claires. Riche en mucine, visqueuse et filante. Contient plus que les autres des éléments solubles. C'est elle qui renferme le plus de ptyaline.

RÉSULTAT DE L'ANALYSE DE LA SALIVE PATHOLOGIQUE
(du n° 2 de la Salle BICHAT).

Nous avons pris 300 gram. environ de la salive que la malade avait rendue le deuxième jour où la sialorrhée s'était manifestée. Nous avons déjà dit que cette salive avait une odeur nauséabonde; elle était trouble, alcaline. Au repos, on constate au fond du vase un dépôt abondant blanc, environ le dixième du volume total. Ce dépôt renferme des corpuscules muqueux, des flocons d'albumine coagulée et des débris épithéliaux. Elle filtre limpide, mais se trouble de nouveau au bout de quelques instants. Ce trouble est dû à de fines granulations moléculaires avec bactéries et vibrions.

Cette salive, chauffée à 40° avec de l'empois d'amidon, le fluidifie et le saccharifie (pepsine).

Voici le tableau comparatif de cette salive avec de la salive normale :

SALIVE PATHOLOGIQUE.

Densité.. 1000
Matières solides............................ 4ᵍʳ,48
Cendres...................................... 2ᵍʳ,96
Matières organiques....................... 1ᵍʳ,52
Chlorure de sodium....................... 1ᵍʳ,81
Albumine................................... 0ᵍʳ,20
Sulfocyanure de potassium .... Pas de traces.

Par litre.

Voici, en résumé, la composition de la salive normale mixte.

	Berzélius	Frerichs	Jacubowisch	Schiffen
Eau................................	992.9	992.10	991.16	991.18
Matières solides..............	7.1	5.90	4.94	5.94
Ptyaline.......................	2.9	1.42	1.31	—
Débris épithéliaux............	1.4	2.13	1.62	..
Chlorures alcalins............	1.7	0.00	0.81	—
Phosphate de soude...........	—	—	0.94	—
Matières organiques..........	1.2	1.4	1.5	1.12
Matières grasses..............	—	0.10	0.07	0.07
Alcali combiné aux matières org.	0.2	—	—	0.03

On voit donc par ce tableau comparatif que la salive de notre malade ne diffère guère, au point de vue de la constitution, de la salive normale. *L'albumine seule nous a paru véritablement considérable.* A l'état normal, on ne trouve dans la salive que quelques flocons d'albumine mêlés à des débris épithéliaux muqueux.

Sur les conseils de M. Grasset, nous avons fait l'analyse de la salive chez la même femme, dont l'hypersécrétion était arrêtée grâce à une piqûre d'atropine à 1/100.

Cette salive normale renfermait-elle aussi de l'albumine ? Telle était la question que l'on se proposait de résoudre. On n'a pas trouvé d'albumine dans cette nouvelle salive, dont la constitution ne différait en rien de la salive mixte normale.

On était donc en droit d'admettre que l'albumine n'avait apparu dans cette salive que pendant les troubles salivaires, puisqu'elle disparaissait avec la cessation de la sialorrhée.

Comment expliquer physiologiquement cette altération pathologique de la salive? Nous n'osons entrer dans le domaine des hypothèses.

Qu'on nous permette cependant de faire le rapprochement suivant, qui nous paraît assez rationnel.

Claude Bernard a montré qu'on peut provoquer l'albumine dans l'urine en piquant le plancher du quatrième ventricule, et M. Olivier, dans les *Archives générales de Médecine*, en 1874, a constaté qu'en pareils cas on trouve les reins congestionnés ; il en est de même dans les albuminuries provoquées par d'autres lésions du système nerveux ; ainsi Vulpian a reconnu également que la section du grand nerf splanchnique amène une forte congestion du rein avec polyurie et albuminurie. Ce fait démontre la possibilité d'une albuminurie par trouble de l'innervation vaso-motrice du rein. En conséquence, pourquoi ce qui existe pour le filtre rénal n'existerait-il pas pour les glandes salivaires? Et pourquoi notre albumine ne serait-elle pas due à un trouble de l'innervation vaso-motrice des glandes salivaires?

Girode, dans la *France Médicale* de 1889, dit que les particularités de la sialorrhée s'expliquent naturellement par une simple *altération* du mécanisme physiologique de la sécrétion salivaire. Le phénomène vasculaire prime, dit-il, les actions sécrétoires proprement dites, et les cellules salivaires n'ayant pas suffisamment le temps d'élaborer la salive aux dépens du sérum et de la lymphe, quelques-uns des caractères de ces humeurs se retrouvent plus ou moins défigurés dans la salive elle-même.

Nous nous rangeons donc à cette dernière opinion.

9° Enfin, nous terminerons ces réflexions en montrant le caractère inconstant de la sialorrhée.

D'après les ataxiques interrogés par nous, nous n'avons trouvé que les cas rapportés dans les observations xi et xii, ayant, à une certaine période de leur maladie, présenté de la sialorrhée.

Dans le service des vieillards de M. Sarda (hôpital général), sur cinq ataxiques, un seul (observation x) a ressenti les troubles salivaires.

De cette légère statistique, qui aurait besoin de renseignements supplémentaires, il semblerait ressortir que le cinquième seulement des ataxiques est atteint de sialorrhée. Il est bien entendu que nous donnons ce chiffre sous toutes réserves. Il serait nécessaire d'un plus grand nombre d'observations pour établir un chiffre à peu près certain.

PHYSIOLOGIE NORMALE.

Nous allons étudier le mécanisme de la sécrétion salivaire, rappelant les expériences diverses qui ont établi une dépendance étroite entre la sécrétion des diverses salives et le système nerveux. Celui-ci agit par voie réflexe dans ce cas comme dans toutes les autres sécrétions. La volonté ne peut rien pour la provoquer, et il faut une impression périphérique sur la muqueuse buccale. Un aliment introduit dans la bouche détermine une impression qui est conduite par les fibres sensitives du lingual et du glosso-pharyngien jusqu'à un centre nerveux placé dans le bulbe, d'où elle est réfléchie sur les fibres centrifuges du facial par la corde du tympan, pour les glandes sous-maxillaire et sublinguale ; par le petit pétreux superficiel à travers le ganglion otique de la branche auriculo-temporale du trijumeau pour la glande parotide.

En outre, toutes les glandes salivaires reçoivent une deuxième espèce de nerfs venant du grand sympathique et agissant surtout sur les vaisseaux de ces glandes (vaso-moteurs, constricteurs).

Nous ne ferons pas l'historique des diverses hypothèses émises par les divers physiologistes pour exposer cette influence du système nerveux sur la sécrétion salivaire. Ludwig admettait l'action du lingual pour porter l'impression périphérique jusqu'au centre nerveux. Claude Bernard et Schiff (1851) admirent que la corde du tympan porte à la glande l'impression primitivement produite sur la muqueuse, et transmise au centre bulbaire par les fibres du lingual. L'axe nerveux présidant au réflexe salivaire était donc constitué. Plus tard, Germak remarqua que l'excitation du sympathique arrête la sécrétion augmentée par l'excitation du lingual. Il y a donc action antagoniste. En 1858, Cl. Bernard découvre l'action exercée par la corde du tympan sur les vaisseaux de la glande, et admet que l'action sur les éléments glandulaires n'en est que la conséquence. Ludwig établit l'indépendance des effets nerveux sécrétoires par rapport aux effets nerveux vasculaires, en établissant l'*existence*, *à côté des fibres vasculaires*, *de fibres sécrétoires propres* dans la corde du tympan et du sympathique. En 1885, Jolyet vient confirmer les expériences de Ludwig. Il montre que la corde du tympan contient des *filets nerveux vaso-dilatateurs et excito-sécrétoires*, originellement et fonctionnellement distincts; les vaso-dilatateurs fournis par la cinquième paire; les sécrétoires venant de la septième.

Enfin, d'après Heidenheim, les fibres sécrétoires de la corde du tympan et du grand sympathique comprendraient des fibres mucipares ou trophiques provoquant des métamorphoses chimiques dans le protoplasme des cellules et des fibres sécrétoires proprement dites provoquant l'afflux sanguin.

Quoi qu'il en soit, à l'état physiologique la salive est toujours produite par une action réflexe dont le point de départ peut être dans les terminaisons des nerfs du goût, ou des nerfs olfactifs, ou des nerfs tactiles, ou des nerfs de l'estomac. L'excitation peut partir aussi des centres nerveux.

La sécrétion est donc provoquée par l'excitation du lingual, du glosso pharyngien, du pneumogastrique, du sympathique, et par l'excitation directe des centres nerveux salivaires, noyaux du facial et du glosso-pharyngien.

Le centre de la sécrétion salivaire est dans le bulbe au niveau du noyau du facial et du glosso-pharyngien, et c'est là aussi que les fibres sympathiques ont leur centre. *L'excitation mécanique directe de ce centre amène la sécrétion salivaire.*

Dans l'étude de Math. Duval sur les origines réelles des nerfs crâniens (*Journal d'Anatomie et de Physiologie de Robin*, 1876), on voit que le facial pénètre dans la fossette latérale du bulbe, et se porte en arrière et en dedans jusque vers la partie moyenne du colapsus scriptorius, en formant une courbe déterminant une saillie nommée cnuvertialeres, et les racines du facial vont alors se terminer dans le noyau inférieur du facial, noyau qui appartient à la colonne grise formée par la tête de la corne antérieure, mais qui va se prolongeant en bas avec le noyau de la deuxième paire.

De cette étude physiologique il ressort clairement que les nerfs innervant les glandes salivaires ont *une double action vaso-dilatatrice et sécrétoire absolument indépendante l'une de l'autre.* Ce n'est donc pas parce que la circulation sera accélérée par une excitation nerveuse qu'il y aura augmentation de sécrétion, ou inversement.

Quel est le mécanisme intime de cette action du système nerveux sur les sécrétions? Nous savons par la physiologie que les cellules d'une glande salivaire vivent, se nourrissent, absorbent, digèrent, désassimilent, et que le résultat de cette élaboration intime est la salive. Notre professeur M. Grasset[1] dit : « Quand le système nerveux agit sur une sécrétion, il agit donc uniquement sur la nutrition de la glande ; le nerf active ou ralentit la nutrition de la glande et influence ainsi sa fonction. L'action sécrétoire est parfaitement distincte de l'action vaso-motrice; mais en même temps elle rentre dans le mode d'action générale bien connue du système nerveux sur les tissus. »

[1] Grasset ; Maladies du système nerveux, pag. 43, tom. I.

ANATOMIE PATHOLOGIQUE.

On sait aujourd'hui que la lésion de l'ataxie locomotrice est une sclérose (induration et atrophie dont le siège multiple intéresse inégalement la moelle épinière, le mésocéphale, l'encéphale, le grand sympathique et les nerfs).

La lésion primordiale et constante est la sclérose systématique des cordons postérieurs de la moelle. Chaque cordon postérieur se divise, on le sait, en deux faisceaux secondaires, l'un médian et l'autre externe. S'il est vrai qu'habituellement la lésion débute par l'altération du faisceau externe, pour s'étendre au faisceau médian, il n'en est pas moins vrai que ce dernier peut être altéré le premier. On sait que ce faisceau médian est composé de fibres longitudinales qui naissent de la substance grise à différentes hauteurs, et qui sont en rapport avec les cellules des colonnes vésiculaires de Clarke. C'est donc dans les cordons postérieurs de la moelle que se trouvent les affections constantes et caractéristiques du tabes. Dans ces dernières années, des travaux nombreux ont été publiés pour prouver qu'à côté de la lésion principale il y a extension de la lésion aux cordons latéraux et même aux cornes antérieures.

On peut donc dire avec Grasset[1], pag. 369, tom. I, que l'ataxie n'est pas une maladie locale mais générale.

Nous allons voir dans le chapitre suivant de physiologie pathologique à quelle lésion peut correspondre la sialorrhée.

[1] Grasset; Maladies du système nerveux.

PHYSIOLOGIE PATHOLOGIQUE.

A quelle lésion dans le système nerveux correspond l'hyper-sécrétion salivaire ?

Avant d'aborder une question aussi importante, nous serons obligé de résumer les travaux de Putnam et la pathogénie des troubles vaso-moteurs qu'il a décrits.

Pierret[1] détermine dans son travail la disposition des cellules dans la substance grise de la moelle. Celles-ci tendent à former dans la substance grise (cornes antérieures et postérieures) des agg'omérations ou groupes plus ou moins distincts, disposés, sur toute la hauteur de la moelle, sous forme de traînées longitudi-nales que Clarke appelle des colonnes vésiculaires.

On en compte quatre qui se réduisent à trois pour le clinicien dans chaque côté de la moelle : 1° une colonne vésiculaire posté-rieure qui occupe le milieu du col de la corne postérieure, nommée colonne de Clarke ; 2° une colonne située à la jonction de la corne antérieure et de la corne postérieure, à la partie externe du myélaxe, nommée colonne intermédio-latérale ou bien «tractus intermedio-lateralis de Clarke » ; 3° et 4° ces deux groupes importants siègent tous les deux dans la tête de la corne anté-rieure.

Pierret localise les lésions du tabes vaso-moteur dans le second groupe de cellules (colonnes intermédio-latérales). Cette idée, admise par les physiologistes, a été reprise et confirmée par la Clinique. Clarke a démontré que, tandis qu'une grande partie des racines supérieures du spinal et du pneumogastrique s'avancent

[1] Pierret; Rapport de l'Académie des Sciences, 1882.

en dedans jusqu'aux noyaux respectifs de ces nerfs, une autre portion de ces mêmes nerfs se dirige en avant jusqu'au réseau vésiculaire qui représente dans cette région les colonnes antérieures. Il a démontré aussi que quelques-unes des racines du nerf trijumeau descendent longitudinalement à travers la tête de la colonne postérieure entre les fibres transversales du nerf vague ; dans ce trajet, elles sont probablement mises en rapport avec les centres respiratoires et peut-être aussi avec les cornes antérieures.

Tel est ce faisceau intermédio-latéral dont la lésion détermine, chez l'ataxique, des troubles vaso-moteurs.

Ce faisceau, en se continuant dans le bulbe, éprouve un changement de direction.

Il existe, dans le bulbe, dit Pierret, un faisceau rectiligne longitudinal connu sous le nom de faisceau solitaire de Stilling. Cette colonne se continue en haut, avec le nerf intermédiaire de Wrisberg et descend jusqu'au collet du bulbe. Ce faisceau entre les zones motrice et sensitive a des connexions intimes avec les nerfs pneumogastrique, spinal et glosso-pharyngien. M. Pierret a démontré, au moyen de coupes longitudinales du bulbe faites à l'état normal et pathologique, que cette colonne, en grande partie vaso-motrice, s'incurve au niveau de l'entre-croisement des pyramides, et, décrivant une courbe à convexité externe, se place aux côtés du spinal inférieur, puis elle reprend dans la moelle une situation analogue à celle qu'elle occupait dans le bulbe c'est-à-dire une position intermédiaire, avec zones motrice et sensitives. Cette colonne, dans toute la hauteur de la moelle, reçoit des fibres arciformes émanant de noyaux connus sous le nom de tractus intermédio lateralis.

GRAND SYMPATHIQUE. — Ce sont ces tractus intermédio-lateralis qui représentent une chaîne de noyaux d'où proviendraient les origines intra-médullaires du grand sympathique. Nous savons que le sympathique, considéré anatomiquement, prend ses racines dans l'encéphale, le bulbe et la moelle. Son tronc forme une sorte de chaîne sur le trajet de laquelle sont placés, de distance en distance, des ganglions où aboutissent des branches afférentes (*rami communicantes*) qui les mettent en communication avec les nerfs périphériques correspondants, et d'où partent des branches efférentes qui vont se rendre à tous les viscères et à presque tous les vaisseaux. Considéré physiologiquement, il puise son influx nerveux dans le système cérébro-spinal, l'accumule dans ses ganglions, pour le distribuer d'une manière régulière et continue.

Il devient alors facile de comprendre qu'une lésion ou une altération des éléments de l'axe cérébro-spinal survenant, celle-ci ne recevant plus son influx nerveux d'une façon régulière, et ses ganglions épuisant leur activité tonique habituelle, il se produira des modifications du tonus vasculaire général. Le tonus vasculaire, qui est dû à l'action des nerfs vaso-constricteurs, disparaissant, il se fait une vaso-dilatation.

Mathias Duval [1] dit : «Ce sont toujours les vaso-constricteurs qui règlent l'état des vaisseaux, soit par leur état de tonus normal, soit par un degré plus prononcé et réflexe de contraction, soit par un état de paralysie momentanée.

Ce dernier état est la conséquence de l'action exercée sur eux par les nerfs vaso-dilatateurs, dont l'intervention est en rapport avec certains phénomènes fonctionnels, passagers. Ces dilatations sont donc comme un rouage surajouté pour perfectionner le phénomène vaso-constricteur essentiel, constant, en vue de parer rapidement à certaines nécessités fonctionnelles, telles que la sécrétion ou l'érection.

Telle est la théorie de la paralysie vaso-motrice.

---

[1] Duval ; Dictionnaire de Médecine et de Chirurgie pratiques, tom. XXXVIII, pag. 481.

Nous avons vu les relations qui existent entre le grand sympathique et la colonne intermédiaire latérale de Clarke; nous
savons, en outre, que les troubles vaso-moteurs dans le tabes
correspondent à la lésion du faisceau intermédiaire latéral de
Clarke.

Donc, à côté des deux grands systèmes moteur et sensitif, dit
Pierret, il existe un autre système anatomique rendu mixte par
l'union de ces deux éléments moteur et sensitif. Situé sur les
frontières des cornes antérieures et postérieures, ce système,
auquel le sympathique est relié et dont il fait partie, subit quelquefois le contre-coup des révolutions qui se passent chez ses
voisins. Il peut être intéressé primitivement par l'ataxie, et on a
vu des cas où la sclérose ne débutait pas par les cordons postérieurs.

Ce système mixte contenant la majeure partie des filets du
sympathique, on pourra donc voir des phénomènes morbides douloureux s'accompagner ou être précédés de phénomènes vaso-
moteurs ou même sécrétoires.

En 1882 [1], Raymond et Arthaud ont publié un travail basé sur
des autopsies prouvant qu'il existe dans le tabes des lésions des
ganglions intra-spinaux du sympathique, ce qui est tout naturel,
étant donné que nous avons vu que l'origine médullaire du sympathique se trouve dans les colonnes vésiculaires postérieures de
la moelle et le tractus intermedio-lateralis de Clarke : il y aurait
donc eu dans ce cas sclérose par propagation aux noyaux du
sympathique.

Demange [2] donne l'autopsie d'un cas d'ataxie avec troubles
vaso-moteurs dans laquelle il a trouvé, à l'examen histologique
du bulbe, une sclérose de tous les noyaux d'origine des nerfs
mixtes, glosso-pharyngien, pneumogastrique, spinal, accessoire,

[1] Comptes rendus de la Société de Biologie.
[2] Demange; Revue de Médecine, 1882.

et les racines montantes du trijumeau. Nous avons établi précédemment la relation qui existe entre ces divers noyaux et la
colonne vaso-motrice dans le bulbe.

En résumé, on doit donc admettre que la lésion *des centres
médullaire et bulbaire du sympathique chez les ataxiques peut
produire des troubles vaso-moteurs plus ou moins différents.*

La sialorrhée, comme la gastrorrhée, l'épiphora, l'hypersécrétion sudorale, la diarrhée tabétique, les vomissements, est un
symptôme qui peut apparaître au début ou à la période d'état de
l'ataxie. Nous avons vu quels sont les caractères que revêt ce
symptôme. C'est un trouble passager, intermittent, apparaissant
brusquement et qui rentre bien dans la classe des troubles vaso-
moteurs du tabes. On doit *donc admettre qu'il y a ou lésion des
centres médullaire et bulbaire du sympathique, ou irritation par
propagation du centre sécrétoire de la salive,* que la physiologie
normale place, nous l'avons vu, au niveau du facial et du glosso-
pharyngien ; car, c'est là aussi que les fibres sympathiques ont
leur centre.

CONCLUSIONS.

De l'exposé de cette étude il nous est permis de tirer les conclusions suivantes :

I. Parmi les troubles vaso-moteurs du tabes, la sialorrhée se présente assez fréquemment.

II. Les troubles salivaires peuvent parfois être parmi les symptômes avant-coureurs de la maladie, ou n'apparaître qu'à la période d'état, ou à la période paralytique.

III. La sialorrhée est un symptôme apparaissant brusquement, passager, inconstant et intermittent.

IV. Il apparaît quelquefois associé à d'autres troubles digestifs, mais, le plus souvent, est un symptôme indépendant de toute autre manifestation.

V. Enfin, comme Putnam l'indique, il est dû à une sclérose primitive ou secondaire des centres d'origine des filets vaso-moteurs, ou à une irritation par propagation du centre bulbaire de la sécrétion salivaire.

Au reste, nous faisons quelques réserves, surtout pour cette seconde interprétation, à la confirmation de laquelle un nombre considérable de faits seraient, on le comprend, absolument nécessaires.

INDEX BIBLIOGRAPHIQUE

ARMAINGAUD. — Sur une névrose vaso-motrice se rattachant à l'hystérie (Thèse de Paris, 1876).

ARNOZAN. — Des lésions trophiques consécutives aux maladies du système nerveux (Thèse d'agrégation. Paris, 1880).

BANEL DE PONTEVÈS (J.-E. de). — Des nerfs vaso-moteurs et de la circulation capillaire (Thèse de Paris, 1864).

BERNARD (Claude). — Nerfs vaso-moteurs.

— Expériences sur la section du sympathique accompagnée d'hémorrhagie.

— Leçons sur la physiologie et la pathologie du système nerveux (1858, tom. II, pag. 352, 520, 536 et suiv.).

BOUCHARD (Nicolas). — Étude sur les symptômes viscéraux de l'ataxie locomotrice (Thèse de Paris, 1875).

BROUSSE. — De l'ataxie héréditaire (Thèse de Montpellier, 1882).

BROWN-SEQUARD. — Leçons sur les vaso-moteurs (Paris, 1872).

CARRE (Marius). — Nouvelles recherches sur l'ataxie locomotrice progressive (Mémoire couronné par l'Académie de Médecine. Paris, 1865).

CHARCOT. — Maladies du système nerveux. Paris, tom. II, 1873.

— Des crises gastriques tabétiques avec vomissements noirs (Gazette médicale de Paris, 1889).

COUYBA. — Troubles trophiques consécutifs avec lésions traumatiques de la moelle et des nerfs (Thèse de Paris, 1871).

DELAMARRE. — Des troubles gastriques dans l'ataxie locomotrice progressive (Thèse de Paris, 1886).

DEMANGE. — Chute spontanée des dents et crises gastriques et laryngées chez les ataxiques, lésions anatomiques (Revue de Médecine. Paris, 10 mars 1882).

DONNEZAN. — Ataxie musculaire progressive. Atrophie des faisceaux postérieurs de la moelle et du grand sympathique (Gazette hebdomadaire, n° 17. Paris, 1864).

Dubois. — Étude sur quelques points de l'ataxie locomotrice progressive (Thèse de Paris, 1858).

Duchenne (de Boulogne). — De l'ataxie locomotrice progressive (*Archives générales de Médecine*, Paris, 1858).

— Recherches cliniques sur l'état pathologique du grand sympathique dans l'ataxie locomotrice progressive (*Gazette hebdomadaire*, 1864, 2e série, nos 8 et 10).

Edwards (Arthur). — De l'anatomie pathologique et du traitement de l'ataxie locomotrice progressive (Thèse de Paris, 1863).

Joffroy. — Chute spontanée des ongles chez les tabétiques (*Archives de Physiologie*, pag. 174, Paris, 1882).

Féré (Ch.). — Des troubles urinaires dans les maladies du système nerveux et en particulier dans l'ataxie locomotrice progressive (*Archives de Neurologie*, 1884, tom. II, n° 20).

Grasset. — Leçons sur le syndrome bulbo-médullaire, thermo-anesthésie, analgésie et troubles vaso-moteurs (*Montpellier médical*, août et septembre, 1889).

Jacquinot. — Étude sur les symptômes viscéraux de l'ataxie (Thèse de Paris, 1877).

Lereboullet. — Art. vaso-moteurs; hémoptysie; hémorrhagies; ataxie locomotrice progressive; tabes dorsalis; entérorrhagies.

Legros. — Des nerfs vaso-moteurs (Thèse d'agrégation, Paris, 1873).

Pierret. — Note sur la sclérose des cordons postérieurs dans l'ataxie locomotrice progressive (Obs. ii. *Archives de Physiologie*, 1891).

— Sur les relations du système vaso-moteur du bulbe avec celui de la moelle chez l'homme, et sur les altérations de ces deux systèmes dans le cours du tabes sensitif (Comptes rendus de l'Académie des Sciences, janvier, n° 5. Paris, 1882).

Putnam. — Recherches sur les troubles fonctionnels des nerfs vaso-moteurs dans l'évolution du tabes sensitif (Thèse de Paris, 1882).

Queudot. — Des crises douloureuses qui peuvent se montrer sur les voies urinaires et dans les organes génitaux au cours de l'ataxie locomotrice (Thèse de Paris, 1882).

Raymond et Oulmont. — Crises avec hématurie dans l'ataxie (*Gazette médicale de Paris*, 1881, n° 43, pag. 538).

Raymond et Arthaud. — Examen du système ganglionnaire du grand sympathique dans deux cas du tabes dorsalis (Comptes rendus de la Société de Biologie, juillet, 1882).

STRAUSS. — Des ecchymoses tabétiques à la suite des crises douloureuses (*Archives de Neurologie*, n° 4. Paris, 1880-81).

TOPINARD. — De l'ataxie locomotrice et en particulier de la maladie appelée ataxie locomotrice progressive (Ouvrage couronné par l'Académie de Médecine. Paris, 1864).

VULPIAN. — Maladies du système nerveux (Paris, 1862).

—   Leçons sur l'appareil vaso-moteur (Paris, 1875).

—   Leçons sur l'ataxie à crises gastriques avec hématémèses, taches roséoliformes et hématuries (tom. II, pag. 271-321).

WESTPHAL. — Tabes dorsalis grave degeneration der Hinterstrange und Paralysis universalis progressivo (Berlin, 1863).

WEILLÉAN. — Crises viscérales de l'ataxie locomotrice (Thèse de Paris, 1885).

PITRES. — *Journal de Médecine de Bordeaux*, 1884.

ROGER. — *Revue de Médecine*, 1884.

GIRODE. — *France médicale*, 19 février 1889.

SOUPEAULT. — *Revue médicale*, février 1893.

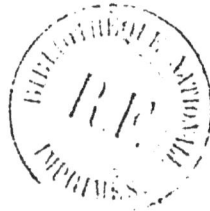

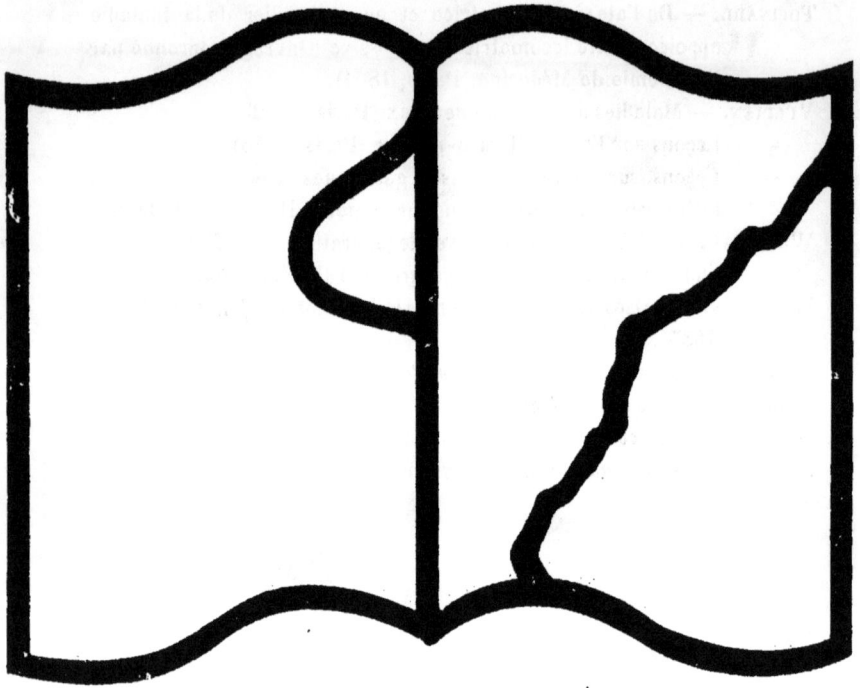

Texte détérioré — reliure défectueuse

NF Z 43-120-11

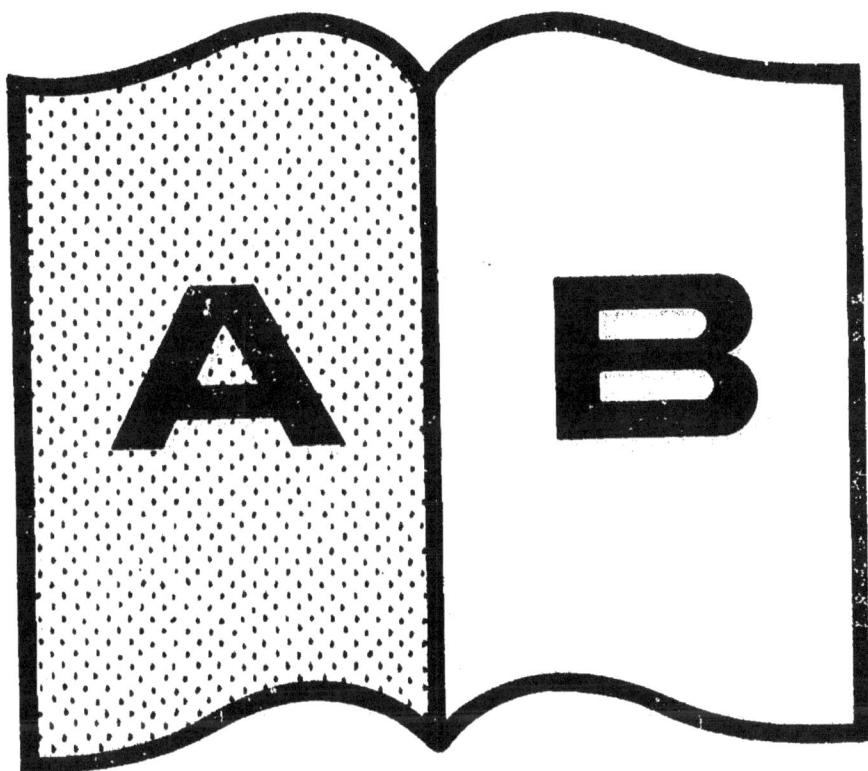

Contraste insuffisant

NF Z 43-120-14